Huiles essentielles antivirales

La solution naturelle
pour lutter contre les infections

抗病毒
精油芳療指南

外科醫生與自然醫學專家
對抗感染的天然解方

著——

尚皮耶・威廉 醫師

Dr. Jean-Pierre Willem

譯——劉永智

繁體中文版作者專序

在此傳染力超強的新型冠狀病毒肆虐時期，我們見證到了正式醫療對此顯得無能為力。與此同時，國際大藥廠開始攻擊自然療法──尤其是精油（芳香療法）；然而精油裡的酚類、單萜醇對於處理病毒、細菌以及黴菌所引起的病症具有明確療效，已是被證明的事實。芳香療法其實具有無可比擬的效用。

對於人體健康的各層面以及疾病，我們都可找到相對應的「精油對策」。依據各精油的主要特性，我們可用來處理不同的適應症。精油尤其擅長處理各類感染性疾病。精油具有殺菌、抗病毒、抗黴菌以及激勵免疫系統的特性，而這些特性也是最被現代科學證實有效者。

本書討論的主題是抗病毒精油，在此提供醫護人員、芳療師與對芳療有興趣的個人嚴謹且實用的資訊。書的內容觸及植物特性、精油品質標準、生化組成與可能帶來的毒性，不過都不離一個核心重點：芳療可以舒緩、甚至達成長久的醫療效果。

病毒猶如多變且狂熱的寄生份子，有些病毒是現代醫學與科學仍無法對付的難纏傢伙，而精油就如從天而降的嗎哪神糧，可以從容應付簡單到極為頑強可怕的各種病毒性疾病。精油內含的芳香分子，可以消滅人體內以及環境中會造成感染的各種病原體，並且阻止其擴大繁殖。這些芳香分子屬於多種生化家族，如酚類、單萜醇、醛類（如肉桂醛）以及酮類等，展示出優良的抗病毒能力。

多數的病毒對這些芳香分子顯得極為敏感，而部分嚴重的病毒性疾病在經過芳療處理後也獲得明顯改善。許多基礎研究以及臨床實驗證明，經過芳療處置過後的病人健康細胞，能獲得抵抗病毒入侵的優良能力。

本書對於各種病毒性疾病（流感、冠狀病毒、病毒性出血熱、登革熱、病毒性肝炎、皰疹、各種兒科疾病等等）都提出相應的精油配方，除了治療症狀、疾病本身，也能調節病人體質。由於精油的特性非常多元，因而可以處理多層面的健康問題；但將其組成簡單化約為生化分子，則會忽略了精油更細膩的效用：屬於能量以及訊息上的作用（主要作用在嗅覺與皮膚組織上）。

本書的目的在引領大家進入精油的迷人世界，並同時深化對於芳療的認識。我希望藉由本書，讓讀者能將芳療當成日常的療癒藝術，將病毒阻擋在外。

在我個人的人道醫療任務裡，我成功地治療了全球各地受病毒感染的病患（相關疾病包括伊波拉病毒、病毒性出血熱、登革熱、SARS、MERS〔中東呼吸症候群冠狀病毒感染症〕、子宮頸人類乳突病毒以及曲弓熱）。我目前尚且無法以精油成功對抗的，只有愛滋病毒。

在冠狀病毒大流行時期，我們建議此精油複方：澳洲尤佳利精油＋藍膠尤加利精油＋桉油樟精油。大部分用以對抗流行性感冒以及冠狀病毒的配方，其使用途徑多為口服（膠囊）、皮膚吸收、肛門塞劑、嗅聞，或是在空間中擴香。今日已經有許多國家以芳療來對抗病毒性疾病，並獲得絕佳成效，許多人命也因此不致於白白犧牲。

編注：本書內由作者提供之相關網頁連結，可能因時效過期無法使用與更新，僅供參考，敬請見諒。

目　錄

繁體中文版作者專序 ··· 2

導　論 ·· 5

我的精油運用初體驗 / 活體實驗 / 威脅全人類的疾病現況 / 等待科學研究帶來希望？ / 人類會感染的病毒性疾病 / 院內感染 / 抗生素引發的問題 / 病毒性流行病與日俱增 / SARS：十年之後 / 新型冠狀病毒 / 一場比一場艱苦的戰役 / 回到精油本身 / 抗病毒精油 / 科學芳香療法：未來的醫學 / 精油 vs. 抗生素 / 法國的正規醫療名列世界前茅…… / 芳香療法 / 除有機精油其他一概不用！ / 順勢療法與有機 / 探索之旅即將啟程

第一章　何謂病毒 ··· 25

病毒細菌大不同 / 病毒，你來自何方？ / 好朋友細菌與大壞蛋病毒 / 病毒對抗策略：疫苗與免疫系統 / 敵軍大舉包圍

第二章　抗病毒精油的主要成分 ·· 33

精油分子如何幫助我們？ / 精油屬性的探討

第三章　對抗危險感染病的各種精油 ···································· 45

印度藏茴香 / 甜羅勒 / 香葉多果香 / 芳樟 / 花梨木 / 錫蘭肉桂皮精油、丁香酚錫蘭肉桂葉精油 / 中國肉桂 / 荊芥 / 岩玫瑰 / 檸檬 / 芫荽 / 龍艾 / 澳洲尤加利、藍膠尤加利 / 丁香花苞 / 月桂 / 穗花薰衣草 / 麥盧卡 / 胡椒薄荷 / 綠花白千層 / 摩洛哥野馬鬱蘭 / 玫瑰草 / 桉油樟 / 冬季香薄荷 / 茶樹 / 百里酚百里香 / 主要抗病毒精油暨其主要成分表

第四章　治療各種疾病的抗病毒精油配方 ·················· 99

三種治療方式：吞食與口服內用·植物油·空氣擴香 / 治療每種
疾病的精油配方：膿腫·阿米巴病·咽峽炎·癬·淋病·支氣管
炎與氣管炎·曲弓熱·霍亂·結腸炎·冠狀病毒·膀胱炎·牙齒
問題·牙痛問題·感染性腹瀉·痢疾·伊波拉病·病毒性出血熱·
黃熱病·癤·疥瘡·腸胃炎·流行性感冒及禽流感·病毒性肝炎·
單純皰疹·免疫力·病毒或細菌的嚴重感染·院內感染疾病·尿道
感染·經性行為感染的疾病·退伍軍人症·會造成傳染的性病·萊
姆病·單核白血球增多症·黴菌·病毒性神經炎·流行性腮腺炎·
耳炎·瘧疾·人類乳突病毒·寄生蟲疾病·肺炎·肺病·蝨子·敗
血症·後天免疫缺乏症候群·鼻竇炎·嚴重急性呼吸道症候群·梅
毒·肺結核·斑疹傷寒·陰道炎·水痘·天花·疣·帶狀皰疹及病
毒性神經炎

第五章　精油在小兒科上的運用 ·················· 155

特別注意事項 / 純露 / 適合兒童的治療方式 / 孩童疾病配方：百日
咳·牙齒問題·長牙齒·發燒·膿痂疹·鵝口瘡·黴菌·蝨子·
疹·玫瑰疹·睡眠問題·猩紅熱·水痘·疣 / 消化系統：腹痛·嬰
幼兒腹瀉 / 耳鼻喉系統：咽峽炎·支氣管炎與氣管炎·細支氣管
炎·流感以及禽流感·流行性腮腺炎·耳炎·咽炎·咳嗽

附錄 ·················· 187

精油到底是什麼？ / 科學參考文獻重點擷取：以下文獻著重在將抗
病毒、抗細菌、殺菌、抗黴菌精油運用在健康保健的領域

關於作者 ·················· 225
作者的部分歷年著作 ·················· 227

導　論

　　1965 年初，就在我還是一名執業不久的年輕醫師時，我遇見了精油。一切發生在我飛往盧安達進行慈善醫療任務之前[1]，當時我正在法國北方阿蒙提耶（Armentières）的一家醫院接任剛離職同事的位置。有一天，在兩診之間，我注意到診療間的醫療玻璃櫃裡有五小瓶東西：熱帶羅勒精油（Ocimum basilicum）、中國肉桂精油（Cinnamomum cassia）、丁香花苞精油（Eugenia caryophyllata）、澳洲尤加利精油（Eucalyptus radiata）、真正薰衣草精油（Lavandula angustifolia）。我旋開瓶蓋，湊鼻嗅聞了好幾分鐘，想仔細探索其香氣以及各精油之間香氣的差異。我當下直覺這些香氣直達腦門，或許這些精油可以影響我們的心理狀態？這激起我的求知慾，而在

---

[1]　我曾在我的自傳《赤腳醫師回憶錄》（*Mémoires d'un médecin aux pieds nus,* Albin Michel 出版社，2009）裡詳細敘述這段我行醫生涯裡極為重要的一段時期。

1928 年出版的《芳香療法》（*L'Aromathérapie*）一書則向我揭示了精油的奧秘，作者是莫里斯‧蓋德福賽（Maurice Gatefossé）。我僅僅翻閱了幾頁，就知道自己尋得了可以陪伴一生的好朋友——精油。

在此時期，法國最著名的精油專家是尚‧瓦涅（Jean Valnet），他曾是軍醫以及外科醫師。之後，我有幸多次在他位於巴黎克萊貝爾大道上的住家裡討教精油相關知識。我也在多本筆記本上記錄了他教授給我的精油使用配方，並運用在我隨後的看診生涯中。

我的精油運用初體驗

我在盧安達進行醫療任務時，常會碰到熱帶地區的典型疾病，以當時的醫療水準而言，這些疾病十分棘手。當我為一名年輕人進行截肢手術時，正想方設法避免皮肉腐爛的情況發生——當時我最怕的是熱帶崩蝕性潰瘍（Ulcère phagédénique）[2]。我於是決定測試幾款具有殺菌特性的精油。從自歐洲寄過來的包裹裡，我拿出一瓶月桂精油（Laurus nobilis）與一瓶尤加利精油，在受感染的傷口上，每日兩到三次地滴上幾滴精油。療效很快顯現，三個星期後，傷口顯得很乾淨。一個月後，傷口開始結疤癒合。術後感染的可能性逐漸消失。戰勝這類難纏皮肉潰瘍的消息，很快地在大湖地區（Région des Grands Lacs）傳布開來[3]……。

之後我持續運用精油。除深入精油理論，每當我到世界各地執

2　這類發生在熱帶潮濕地區的慢性疾病的主要特徵，通常是在下肢部位留下皮膚表皮、甚至是真皮組織的開放性傷口。形成原因是當皮膚受創時（如手術、受傷或劃傷），受到多種細菌的入侵，雖通常不太嚴重，但會重複發生，而當地的患者常未受到良好照護。

3　之後發生的故事，請見我的自傳《赤腳醫師回憶錄》。

行赤腳醫師協會（MAPN）[4]的醫療任務時，我也繼續累積實際的精油臨床治療經驗。另一使用精油的實際案例發生在1976年的泰國。我覺得這個例子值得一提，因為此次的醫療任務要求相當奇特：治療對象是對抗生素已經產生抗藥性的一群母雞。對泰國偏鄉的居民而言，母雞與雛雞是他們每日蛋白質的重要來源。這裡的雞舍環境極端擁擠，而禽流感已然爆發，雖然已經有人給農民抗生素，卻不見成效。接到任務時我頗感困窘，因我從未真正受過獸醫訓練。我當時靈機一動：或許可以拿抗感染的精油試試。我後來在隔壁的小城找到半公升的澳洲尤加利精油（Eucalyptus radiata），並將精油噴灑在用以餵食雞群的穀粒上，靜待結果。剛開始只有幾隻精神不濟的母雞前來啄食，看來澳洲尤加利精油的強烈氣味並未嚇著雞群，隨後其他同類也過來啄食穀粒。三天後，母雞們開始有力氣咕嚕咕嚕地叫，公雞則扯開喉嚨高歌了。

活體實驗

為了進一步確認精油的確可以治療雞舍裡的禽流感，我決定進行以下簡單實驗。我在兩個木桶裡放置玉米：一桶是單純的玉米，另一桶是有精油滴潤過的玉米。在觀察的過程中，我很驚訝地發現雞群直奔那桶有滴過精油的玉米，精油的氣味與味道並未讓雞群退避三舍，就好似牠們已經找到了療癒之道。當天我的觀察結論是：雞的嗅腦遠比科學家的大腦更強大，因後者只知用無效的抗生素勉力為之。

之後的行醫生涯裡，我在每個大洲都使用過精油，效果也都令

4　關於非政府組織赤腳醫師協會（Association Médecins aux pieds nus）請參見後面〈關於作者〉部分，或參閱本人書籍：Guy Trédaniel 出版社出版的《我控訴》（J'accuse）一書。

人滿意，甚至出現神效。尤有甚者，所有你能想到的疾病，精油都能有效對抗，甚至包括最知名的一些傳染性疾病：從曲弓熱到伊波拉病毒，甚至愛滋病，直到今日盛行的 SARS……，這也是我能如此語氣堅定地寫出本書的原因。在本書中提出的醫療解方，我個人都了然於胸且實際運用過。我確信，合理且理性地使用精油，將帶給現代醫療莫大貢獻。部分人士認為我所作所為就像「在沙漠中傳教」一般，對此我無可奈何，隨他們去吧。我確知，我與其他志同道合者的聲音，終將有被聽到且認同的一天。

在此之前，請大家好自為之囉……。

威脅全人類的疾病現況

那些侵襲人體器官的病毒、細菌、黴菌以及寄生蟲會引發感染性疾病，並造成人際傳染，全球每年因此死亡的人口已達數百萬。流感、登革熱、肺結核、肝炎、黃熱病、天花、病毒性出血熱、瘧疾以及霍亂等等，長期以來以流行病或全球大流行的形式威脅著全人類，全球五大洲無一倖免。必提的還有在 1983 年辨識出來的愛滋病（法國蒙坦涅醫師 Luc Montagnier 的團隊首先分離出 HIV 愛滋病毒）。人類當時首次發現愛滋病毒後，恐慌隨即蔓延全球：近三十年來，此病毒已造成 2500 萬人死亡。愛滋病疫苗的研發仍舊處於研究調整階段，但此種疫苗注定是夢幻泡影，因為這種病毒隨時處在變異的狀態。

等待科學研究帶來希望？

這些威脅全球人類的險況不過才剛開始。1885 年，路易・巴斯

德（Louis Pasteur）首開先例成功研發狂犬病疫苗，接著在 1929 年，亞歷山大‧弗萊明（Alexander Fleming）發現盤尼西林（青黴素）成為首例的抗生素，都讓人一時產生錯覺，認為感染性疾病可以根除。弗萊明甚至曾宣言：「二十五年前，要將微生物自人體上去除簡直難上加難，不過在西元 2000 年到來之前，我們必可將之完全根除！」

這個希望後來證實，在某種程度上只是不切實際的幻想。

在 20 世紀初期，我們的確觀察到人類死亡率大幅降低，但仍必須承認，當面對整體的感染性病原體時，我們依舊難以防備，更何況還有新的病源逐次出現：如伊波拉病毒、曲弓熱、SARS 以及禽流感等，這些層出不窮的新疾病對人類造成嚴重的打擊。有些疾病首次出現，有些則屬捲土重來：比如肺結核，這些舊病重現的例子，通常來自當時打過最多疫苗的國家。這些感染性疾病中最令人害怕的是病毒性出血熱，它的感染性極高，可以傳布至原發地的千里之外而依舊活躍。

現在的實驗室分子試劑已可以辨別並且分析潛在感染源。顯而易見的是，我們被病毒、寄生蟲與細菌的生態系環繞著，它們不只存在於我們的皮膚與黏膜上，腸道裡尤其為數眾多。以分子試劑分析我們的腸道菌落（腸道菌相）後，我們知道此菌落包含了益菌與致病的細菌。而益菌與病菌的微妙均衡常常會遭到破壞，尤其當病毒同時存在時更是如此，其中破壞力最強的則是白色念珠菌（真菌的一種）。

由於黏膜發炎所造成的組織多孔性，致使所有的感染原均以抗原之姿，進入血液循環造成免疫失衡，同時導致我們的自然免疫力下降。這些慢性感染以及其他抗原，可以對我們的關節、腦部以及心血管系統造成相當嚴重的危害。不過非常幸運地，人類握有精油

這項武器（尤其是酚類與單萜醇類精油），可以消滅這些外來物，而藉由芳香療法，我們能夠重獲免疫系統的平衡狀態。

人類會感染的病毒性疾病

　　一般的傷風感冒、流行性感冒、水痘、帶狀皰疹、單純皰疹、肝炎以及傳染性單核球增多症等等，都是由病毒所引起的常見疾病。較為嚴重的疾病，像愛滋病、SARS、禽流感、伊波拉病毒以及天花等等，也是病毒為害的傑作。一種病毒所能引起某種疾病的能力，稱為致病力（Virulence）。在流行病傳染的季節裡，無症狀感染者的出現使狀況更難以解決：例如流感大流行期。受到病毒或微生物感染的個體反應大不相同，這取決於基因、生理情況或是免疫系統的狀態。有些人會發病，病徵也很明顯，另一些人卻完全沒事，此即無症狀感染者，這種人會使流行病的傳染變得難以控制。以肝炎或是腦膜炎為例，通常一名染病者只會傳染給另一人，但無症狀感染者卻可以在毫不知情的情況下感染數百人。

院內感染

　　據估計，法國一家醫院的病患中，約有兩成屬於院內感染（某些部門的比例更高）。後果是：法國每年有 150 萬人為院內感染的受害者，其中有 2 萬人因此死亡。麻煩的是，院內感染的嚴重程度更是與日俱增。這類感染的迅速擴展，讓我們不禁必須對現代醫學的整體運作產生懷疑與反思，尤其是醫院內的醫療更是如此……。

　　細菌對抗生素產生抗藥性不是唯一的肇因。消毒程序出現瑕疵、醫療過度專科化以及侵入性醫療手段（包括手術以及協助診斷

器械的運用）愈來愈常見，或是運用會降低免疫力的治療方式（化療與器官移植等），都使情況雪上加霜。

病毒與細菌（葡萄球菌以及綠膿桿菌）是主要感染病原。一如所有生物，這些致病原也會與時演變：經過幾個世代之後，它們會產生基因突變。當其生存環境轉趨不利時，藉由其他細菌的入侵以及自身偶發的突變，就會讓部分致病原能夠逃離被消滅的命運，且變得更強大，導致之後對抗感染病的手段都對它們無可奈何。

抗生素引發的問題

當我們將身體餵滿各種抗生素，後果其實不難預知：免疫能力下降、對抗生素產生抗藥性。不過我們現在已經知道[5]，可以將精油藉由擴香的方式（比如將具有抗感染功效的精油滴入擴香器裡），對手術室、幼稚園、診療室以及公寓進行滅菌。

以精油滅菌的技巧已被美國多家診所採用。只要每天進行精油擴香兩次，每次20分鐘，基本上就可以將感染的狀況解除。因此，不管是在活體內或是環境中，芳香分子都可以消滅感染病原並且阻止其增生。以環境滅菌而言，醛類精油特別適合處理會產生孢子的細菌，萜烯類精油用來對房間內的空氣進行消毒則最為有效。事實上，芳香分子每秒鐘都會在環境空氣中進行多重的連鎖反應。

若要對有收治病患的加護復甦病房以及特殊隔離病房進行消毒，我們可以運用具有酚類物質的精油，並以噴霧的方式為之。具有桉油醇成分的精油，如澳洲尤加利（Eucalyptus radiata）與藍膠尤

---

5 請參照本書各處所列的科學參考文獻，以及附錄的〈科學參考文獻重點擷取〉。

加利（Eucalyptus globulus），極適合在冬季對住房進行淨化。

　　以上所提方法被正式官方衛生組織認為過於簡單與不值得信賴，因而此預防醫療與治療方式在近期內不可能在法國國內被認可施行（部分私人健康診所例外）。然而，很不幸地，我們身邊不少親人卻因此而被迫付出死亡的代價。

　　不必懷疑，我們的健康已經成為一種可以買賣的市場，而我們平常所吞下的藥廠生產的藥品也屬其中一環。過去幾十年來，抗生素的過度濫用已經造成我們人體免疫能力降低。幸好，重獲身體防禦能力的天然解方仍舊存在：這也是本書的核心思想與所提出的解決之道。

病毒性流行病與日俱增

　　超級大都會以及航空交通的發展都有利於病毒的傳布，甚至是赤道雨林植被裡的病毒都可能因此傳至全世界。在多次突變之後，這些「新型」病毒開始能夠威脅人命。雖然大部分的新型病毒目前仍留在原生的各洲土地上，但世事難料，說不定它們明天就四散到全球各地了，一如愛滋病毒、SARS 或是熱帶病毒性出血熱等等。

　　沒有人可以預知新病毒的大流行何時會發生。

　　我們可以確知的是，病毒有的是時間，它可以好整以暇地繼續感染全球。何況，許多有利條件的聚合，都替病毒鋪上全球爆發的康莊大道，像是人類的遷徙量愈來愈大、各大城市的人口愈來愈集中、愈來愈多的飛機可以抵達人跡罕至的偏遠地帶，且當地常常無任何衛生防護措施。這些新型病毒所造成的災難將益形嚴重，因為多數情況下，我們不僅沒有治療的解方，甚至連疫苗都不存在，也未有足夠健全的醫療系統得以保護我們不受感染。

SARS、伊波拉病毒、腦膜炎、禽流感以及來自墨西哥的 A 型流感病毒的出現，不啻是不斷拉響的警報，告知我們目前以及未來的感染風險。這些新型病毒對人類所造成的真正危機為何？

SARS：十年之後

SARS 的大流行起自 2002 年末的中國，其病毒最早源自於蝙蝠，後來藉由果子狸（白鼻心）使此病毒感染人類成為可能；果子狸是部分中國人會食用的野生動物。SARS 可以人傳人是很早就確認的，但是直到今日我們仍無法百分百確定其傳染途徑。似乎飛沫是主要的傳染方式。SARS 在早期被稱為「非典型肺炎」，典型症狀是發高燒，並伴隨呼吸道症狀，潛伏期不會超過十天。在十個月的時間內，SARS 在全球 35 個國家累積了 8,000 例（法國有 7 例），共造成約 800 人死亡。根據世界衛生組織估計，若患者的年齡超過 65 歲，則死亡率會超過 50%。

新型冠狀病毒

新型冠狀病毒最早發現於 1960 年代，因病毒形狀類似王冠而得名。因病毒株的不同，它會引起嚴重程度不一的呼吸道感染，從簡單的感冒到急性呼吸道重症都有可能。

之所以說它是「新型的」冠狀病毒，是因為此病毒株從未在人類身上發現過（譯註：此新型冠狀病毒後來改名為「中東呼吸症候群冠狀病毒」，即 MERS-CoV），此新型冠狀病毒似乎比 SARS 還來得致命，它如何傳給人的途徑目前還不是十分明確，但有關單位已握有幾條可以進一步研究的線索。它最早的感染源來自動物，根據

法國國家衛生監控局（INVS）[6]的研究，蝙蝠是最主要嫌疑犯。但它要能傳染給人，仍須透過另一種動物。

　　一旦感染到此新型冠狀病毒，不到 24 小時就會出現初步症狀：發燒、咳嗽、呼吸困難等等，如果有人出現以上症狀，且有阿拉伯半島的旅遊史，則應盡快就醫。此種新冠病毒的確診者，通常會出現嚴重肺部感染，且可能需要呼吸器協助以度過難關。其症狀很類似曾經造成全球流行的 SARS。根據法國巴斯德研究院（Institut Pasteur）表示：「此新型冠狀病毒與 SARS 同屬冠狀病毒家族，但並不是同一種病毒。」也因此，它所造成的影響也與 SARS 不同，目前法國並未頒布任何旅行禁令。

一場比一場艱苦的戰役

　　經過半世紀以上的抗生素濫用後，許多會造成常見感染疾病的病毒與細菌已經產生抗藥性。漸漸地，我們將落到與我們先人在 1940 年代時一樣的危險處境。同一時間，藥廠實驗室的研究員必須找到新的抗生素以對抗具有抗藥性的病毒株，甚至奢望能一舉終結這種無止盡的惡性循環。

　　我們曾對疫苗抱有極大希望，然而現在也已觀察到因之而來的一連串副作用。大部分的歐洲國家也開始對系統性的綜合性疫苗注射採取較為保守的態度。至於愛滋病的研究進展方面，蒙坦涅教授的團隊[7]發現即便在使用三合一藥物療法後，仍能在病患血液中找到某種病毒基因。該團隊正在研究滅絕該病毒基因的輔助療法。

6　法國國家衛生監控局的主要任務是隨時監控法國人民的健康狀態與演變。

7　欲進一步了解蒙坦涅教授團隊的研究，請參見其網站：montagnier.org。

另一個挑戰是試圖理解為何熱帶國家的傳染顯得更為容易，確診率也高得驚人。這必須確認並且排除相關的生物學因素。蒙坦涅教授指出，即便沒有對抗病毒的疫苗，流行病的嚴重性仍會逐漸降低。此外，當某特定病毒一直處於突變狀態或是該病毒經過人為蓄意改變，則要確認疫苗的效力根本是不可能的任務。

另一個必須面對的風險是超級致病細菌或是源自野生動物的新型病毒的出現，後者是因為動物棲息地受到限縮，而開始與人類更加頻繁的接觸。雖然傳染病的風險與日俱增，但我們也擁有可以快速驗出致病原的新科技。蒙坦涅教授已經發展出電磁訊號技術，可用以檢驗我們血液中是否存在已知或未知病毒與細菌的基因。此項技術可成為評估對抗新型病毒藥物之有效性的生物標記物。

研究人員也認知到人類必須面對許多的負面因素：像是溫室效應、食物以及空氣的化學污染，以及 WiFi、4G 與 5G 的電磁輻射等，其實我們尚不知以上因素可能產生的長期負面效果，我尤其擔心的是它們對人類胚胎的影響。

回到精油本身

在自然醫學方面，我們將在本書介紹可以消滅病毒以及其他致病原的精油。我們所提倡的精油使用方式包括噴霧[8]、擴香、內服或外用、皮膚吸收或使用栓劑等等，若是遇到來勢洶洶的流行病，我們則可以運用芳療按摩手法將一茶匙量的精油按摩於前胸。至於吞食精油的方法，我們也有建議的方法[9]。

8　相關精油噴霧產品可以參考 Lyso-spray 與 Lyso-Home 兩產品，它們是由 Phyt-inov 實驗室所生產，相關網站：www.phyt-inov.com。
9　建議可試由 Phyt-inov 實驗室所製作的力索維液態膠囊（Lysovir）。

抗病毒精油

當化學藥劑療法不見得有效時，我們並非無計可施：今日的芳香療法已經可以接手處理，成為輔助療法或甚至取代化學療法。許多精油已經被確認具有抗病毒的效果：事實上被證明有效者已達數百種[10]。不管是急性或慢性、不論是微生物或是病毒感染，精油的抗感染生物效應已經非常明確（但必須是純正精油，不經摻混或稀釋）。因此，不論當我在赤腳醫師協會的任務中或是我個人的行醫經驗裡，我都確認精油不僅可用於治病，也能用以增進人體體質（可藉由嗅聞、按摩，甚至是栓劑的使用）。我也認為不管是為了預防或是為了治療，都應開始在房間裡擴香精油，或者也可吞食由自然療法實驗室推出的抗病毒精油膠囊。

科學芳香療法：未來的醫學

我們不應再不假思索地服用抗生素。儘管抗生素在某些細菌感染仍有些效果，然而時至今日，我們應將抗生素留予緊急感染情況使用，也應避免在疾病流行期間使用（如腦膜炎、葡萄球菌感染症等）。我個人傾向使用精油，尤其是酚類與單萜醇類生化家族的精油：我會在後面的章節解釋它們為何以及如何能夠殺病毒、殺細菌、殺黴菌以及殺寄生蟲。

---

10 請參考附錄的〈科學參考文獻重點擷取〉。

精油 vs. 抗生素

在我之前，國際知名的芳療學家皮耶‧方孔（Pierre Franc-
homme）[11]曾對抗生素與精油進行過對比，以下是他所歸結的幾點結
論：

1. 抗生素出現在人類歷史不過半個世紀的時間，相對地，芳香
   植物一直存在於人類所處的自然環境中，而人類使用芳香植
   物（用於烹飪、藥用、裝飾、美容以及作為神聖用途）在所
   有文明、所有世紀以及各大洲都可以找到證明。
2. 以化學層次而言，抗生素都以單一分子組成，是由製藥工業
   大量生產出來的。而產自植物世界的精油則由多元分子所組
   成，也使它們具有多樣且各異的功效（以真正薰衣草為例，
   它內含 300 種有效成分）。
3. 最早的抗生素也是源自於生物：比如異養菌（屬於異養生
   物）[12]，它們從有機物的腐敗物質獲取能量。至於精油則源自
   高等植物的新陳代謝以及葉綠素，因此屬於自養生物[13] 的性
   質，精油能夠將太陽電磁光線藉由光子轉換為富含能量的化
   學鍵，以上所指的能量是以特定酵素反應的形式存在。
   當抗生素只以一種分子構成，那麼細菌就很容易地可以合成
   讓抗生素失去作用的酵素。有些細菌甚至能讓自身的新陳代

---

11 方孔有兩本著作值得參考。分別是《精確芳香療法》（*L'Aromathérapie
   exactement*, Roger Jollois 出版社，1995），以及《尖端芳香療法》（*À la pointe
   de l'aromathérapie*, Guy Trédaniel 出版社，2015）。
12 異養生物指無法自行製造可以營生的物質，必須依賴外來的有機物質維生。
13 自養生物指能夠利用光合作用將礦物質轉換成賴以營生的有機物質的植物
   或微生物。

謝產生反轉，讓原本用以滅菌的有效成分反而成為細菌的營生來源。相反地，此種超乎預料的現象不曾發生在精油身上，即便細菌產生抗性，都屬非常次要以及小規模。

抗生素裡頭的人工合成分子只具有一種抑菌或是殺菌的作用。精油的作用範圍則遠大於此，除了能破壞細菌外膜、攻擊其細胞質胞器，還能同時作用於人體的全體機能上。

精油的這種整體治療取向，藉由芳香物質的生物電子作用而獲得證實，此作用也改變了細胞質液的基礎元素，進而改變體質，使感染不易發生。

4. 精油具有修復體質的絕妙效用，不管在個人衛生保健上或是醫療上都有令人滿意的成果：精油屬於酸性物質，能夠有效修正容易造成感染發生的器官鹼化。精油具有還原能力，能夠降低壓力，保存精力與活力，與其他抗氧化的天然產品一起使用，還能延緩細胞老化並延長皮膚組織年輕化的時間。

5. 精油能增加人體的電阻係數。人體就像帶有極性的蓄電池，而具有極高電阻係數的精油（5,000-100,000 歐姆），作用於人體，就像是強效生物阻抗校正器。

6. 因抗生素使用而造成的醫源性疾病或後果 [14]，已是現今社會必須積極面對的重大課題。除了抗生素抗性現象以及可怕的細菌突變菌株之外，部分的抗生素還會攻擊人體組織與器官（肝、腎與聽覺器官等）。依據定義而言，抗生素所對抗的就是生命（Anti biotiques）；精油則有益於生命（Eubiotiques），且以能量的形式運作。精油能發散出電磁輻射，其波長則因其內所含的分子不同而各異。因而精油能以釋放出電子的方

---

14 醫源性疾病或是後果，指在醫療過程中偶發的疾病、狀態或是副作用。

式，幫機能欠佳的器官進行「充電」。

7. 不管是在藥理學或實際的醫療行為中，外用藥與內用藥都被區劃出一條鮮明的分際線。因為，精神狀態正常的人不會把漂白水、90 度酒精或是乙醚拿來吞食內服……這些都是有特別標明用途的外用殺菌劑。

在芳療裡，內服以及皮膚外用常常會一起運用，以圖達成最佳療效。精油在正常使用下，幾乎不存在內服外用明顯區別的不便，這正顯示天然來源的芳香分子在絕大部分的時候都能被人體所接受。

法國的正規醫療名列世界前茅……

……話雖如此，但我還是期望法國能展開更為貼近人民且不那麼粗暴的醫療手段。不過我對未來仍保有相當的信心，因為已有愈來愈多的醫師開始轉而採用芳香療法，且當他們觀察到病患的高滿意程度時，也益發對芳療產生進一步探索的興趣。

芳香療法

芳香療法屬於積極性的科學，不屬溫和類型。欲使用精油必須對其化學組成具有良好的認識。事實上，不少精油所含的化學分子都可成能對人體造成毒性，如酚類（具肝毒性且會刺激皮膚）、香豆素（有造成出血的風險）、側柏酮（有神經毒性）、松樟酮（可能刺激癲癇發作）或是呋喃香豆素（具有光感性）。

芳香療法屬於精準的醫學：根據精油所屬的生化大家族分類（醇類、酮類、酯類、萜烯類、醛類、酸類等等），我們可依據診斷出

來的疾病,將各自擁有不同有效分子的精油協同混合在一起,以達成所需療效。在選擇合適的精油之前,必須先經過醫師診斷出確切疾病之後,才能為之。

芳香療法屬於理性的醫學:我們對芳香療法的知識建基於植物化學以及合成化學,與理性的關聯也由此建立。因此,若要實踐芳療,仍須具備一些基礎的化學概念。

除有機精油其他一概不用!

我在前段說過,芳香療法屬於精準的醫學,它建基於每種精油所含的精準生化成分。然而,一株受到污染的植物,除有效成分,也會釋出其他污染物質。因此對我而言,我僅使用百分之百純淨且天然的精油,或使用出自有機農法的精油,此時就須認明「AB」有機標籤。我無意在此展開論戰:有機產品對人體健康的益處似乎未被非常嚴謹地實驗測試過,而科學界的有些人士甚至表示:「它們被推定為更有益健康,但並未被證實。」[15]

然而在此種情形下,缺乏證據並不表示證據完全不存在!至少,有機產品不會飽含殺蟲劑或是其他化學添加物。至少,以有機農作物而言,它們的味道遠比大規模農產工業生產的東西來得更加美味,這已經十分難得。而官方冷冰冰的數字也指出,我們平均吃一餐飯(非有機),就會吞下高達 21 種殺蟲劑。因此,對這些污染殘留物是否會影響我們的健康,其實無需繼續爭辯。以上論述也被

---

15 這並不正確!請參閱法國三位頂尖有機專家的書籍《吃有機,更健康:強力的科學新證據》(*Manger bio c'est mieux!: Nouvelles preuves scientifiques à l'appui*, Terre vivante 出版社,2012)本書根據科學期刊與無可辯駁的官方報告所寫成。三位專家是:Denis Lairon、André Lefebvre 與 Claude Aubert。

世界衛生組織所指出的事實更進一步確認：長期暴露在多種殺蟲劑之下，會導致多種疾病 16。

　　僅選擇源自有機植物或認證為「野生採摘」（Cueillette sauvage）植物的精油，好處非常多。除能夠獲益於天然濃縮的分子、香氣與療效，我們身體更加健康了，地球也更為美好。我以上的想法也建基於對順勢療法的類推反思 17。

順勢療法與有機

　　以藥理學（研究一有效成分與機體因果反應之機轉的學問）的觀點來看，順勢療法的主要原則建立於「無窮小的量」之上。順勢療法的創立者薩穆爾・阿訥曼（Samuel Hahnemann）將一藥物的有效成分稀釋到很小的量，使其仍具有療效的同時，卻不會產生毒性。他接著稀釋再稀釋，療效依舊。他於是了解：即便只運用該藥物的無窮小量，也足以讓機體產生反應；稀釋到無窮小後，藥物成分基本上已經不復存在，僅在稀釋的水裡，剩下「殘痕」「訊息」或「記憶」。也因此，三百年後的順勢療法依舊使用偏遠地點、毫無污染的大自然野採植物（大多數情況下）來治病；有幾種常用的植物，像是山金車（Arnica）、金盞花（Calendula）則是以有機農法種植。即便今日，我們仍舊如法炮製地製作順勢療法配方，而且效果依舊卓著；雖然我們仍然不太明白順勢療法的整個運作機制。

　　阿訥曼當時主要稀釋的是植物的有效成分，並且這些植物未經

---

16 世界衛生組織的完整相關報告：www.who.int/ipcs/publications/en/inventory1.pdf。
17 相關分析在《嗅覺療法》（L'olfactothérapie, Albin Michel 出版社，2011）這本書有所闡述。

施肥、沒有殺蟲劑殘留，也沒有其他現代農業常用的化學添加物，甚至不是產自工業化生產藥用植物的土壤之上。雖然順勢療法「無窮小量」的原則能夠醫治且激發機體反應，但是我們很痛苦地觀察到明顯矛盾之處：如果某種藥用植物含有帶毒性的化學物質，難道此毒性到「無窮小量」後，主管醫療的機構可以就此接受？如果此藥用植物不是源自有機，即便符合政府規定的最小容許量，它仍含有一些殺蟲劑在裡頭。以藥理學的角度看，我們在給了治療人體有效成分的同時，還順帶給了應該避免的化學藥劑殘留——這即是明顯矛盾之所在。形容得具體一點，這就好像我們在吃毒藥的同時，還一邊吃解毒劑。如果我們使用的是非有機的精油時，其實道理相仿，且不證自明！

既然今日的科學已證明，有機農法藥用植物不含任何對健康有害的毒性物質，且依據順勢療法「無窮小量」的原則後更是如此。因此我們應該只使用有機的藥用植物以及精油，這對地球、我們的健康以及我們下一代的未來與福祉都有益處。

請將以上觀念傳達給你鄰近藥房的藥劑師，尤其當他在販售順勢療法製劑的同時，也銷售非有機的藥用植物相關產品。我不確定你的藥劑師會對我以上論點欣然接受，然而 [18]……

探索之旅即將啟程

在本書裡，我將不厭其煩地介紹精油的殺菌與抗病毒能力（意圖拯救世人者總愛大聲疾呼），其中部分精油又強過於其他精油。

---

18 若有興趣進一步研究，建議參考《親身測試可以解毒與消除體內污染的植物》(*Je teste les plantes détox et dépolluantes*, Guy Trédaniel 出版社，2010）這本書。

殺菌與抗病毒能力也是最被現代科學所證實的精油特長[19]。精油可以深入細胞、完成摧毀致病原（微生物、真菌〔黴菌〕、病毒與會造成感染的毒素）的任務，且能在維持益生菌叢完整性的同時，移除新陳代謝時所產生的廢物。精油還能強化免疫系統，以抵抗多種疾病的發生。我們將在以下章節深入探索以上論點。

---

19 請參考《精油與對抗生素產生抗性的細菌》（*Essential oils and antibiotic-resistant bacteria*）V.-G. de Billerbeck, Phytothérapie vol. 5, n°5, p. 249-253。另請參見：link.springer.com/article/10.1007%2Fs10298007-0265-z#page-1。

第1章
何謂病毒

病毒是形體極小（小於 300 微毫米）的病原體，具有四個主要的特點：

—病毒只擁有一種核酸（DNA或RNA）[1,2]，此核酸又形成基因組。

—病毒藉由基因組的複製即可進行繁衍：它沒有所謂成長，也無細胞分裂。

—病毒只有藉由入侵宿主的細胞才能繁衍。藉著細胞內寄生的方式，它便可達成利用其他細胞的組成來完成複製繁衍之目的。

1　去氧核糖核酸（DNA）：DNA 分子存在於所有的活細胞，其內帶有能使機體發展與正常運作所需的訊息。在繁衍時，DNA 也是遺傳物質的載體，此載體攜帶了基因資訊（基因型），且構成了生物體的基因組。

2　核糖核酸（RNA）：在細胞核中，DNA 攜帶的基因資訊被轉錄成 RNA，之後在細胞質內又被轉譯成為某種蛋白質。細胞質內含多種元素，使得細胞能夠正常運作。

一病毒的組成結構特殊，與具有細胞結構的生物體（如細菌與寄生蟲）不同。

病毒源自一種或多種核酸分子（可以是 DNA，可以是 RNA，可以是單股或雙股），此核酸分子由一個蛋白殼（Capside）所包圍，外頭有時還有外套膜（Enveloppe）。病毒以病毒粒（Virion）為單位：它是被外套膜保護的基因組[3]，此基因組必須感染一個活細胞，才能使其基因得以表達，並得以在受感染細胞裡進行病毒基因組的複製。

病毒細菌大不同

細菌與病毒第一個最大的不同在於形體大小。人類觀察過最小的細菌之大小在 0.1-0.2 微米之間。病毒一般而言只有細菌千分之一的大小。病毒的大小以奈米計算，也就是一公尺的十億分之一。其次，病毒被認為是一種簡單有機物，介於生物與礦物之間：相對地，細菌是具有生命的生物，屬原核生物(Procaryote)[4]。此項差異，乃依據嚴謹標準來定義。具生命的生物有其自主性，可以藉由細胞分裂來繁殖，也能自主移動與呼吸……，病毒則是以寄生的形式存在：它如果無法寄生在宿主的細胞，便會死亡。在宿主細胞內，病毒可以找到其本身不具有、但可資利用的機制，以便在宿主細胞內增生與移動。最後一項的差異是，細菌是同時具有一個 DNA 與一

---

3 基因組指一個生物體所包含的 DNA 裡的全部遺傳信息；但部分病毒除外，其基因組是由 RNA 分子所攜帶。
4 原核生物是種單細胞生物，沒有細胞核也沒有細胞器（細胞內具有特定功能的特殊構造），只具有一個 DNA 細胞，此種細胞微生物的染色體不在細胞核內。相對地，真核生物的染色體有細胞膜包覆。

個 RNA 的原核生物；而病毒只具有其中一種核酸，不是 DNA 就是 RNA，但不會同時擁有兩者。

病毒，你來自何方？

人類仍舊不甚了解病毒的起源。目前的研究假說有以下四種：

—病毒可能只是演化過程的遺緒，也無朝細胞發展的趨向。

—或許在生物的演化過程中，病毒簡化了自身結構，並以細胞內寄生的形式存在，它們丟棄大多數的原始組成，只保留其基因物質。

—或許我們可以把病毒視為「叛逃的基因」，因而它們必須回到原初的細胞內才有辦法繁衍。此假說的擁護者指出以下事實以支持論點：某個病毒與其宿主細胞的基因相似度，甚至大過兩個相異病毒之間的基因相似性。

—第四種假說偶而會被提及：在我們的基因組裡，有種稱為跳躍子（Transposons；也譯作轉座子）的序列，此種 DNA 序列能夠在一個基因組裡，藉由轉位機制（Transposition）自主移動。這些跳躍子很類似病毒的基因組，能夠在基因組裡進行複製與插入。之後，在物競天擇的情況下，部分的跳躍子增強了自身能量，發展出自主遷徙的能力，最終變成變病毒粒，這些病毒粒隨後又逐漸地變得更強大……其實人體內有部分的基因組即是由跳躍子與前病毒（Provirus，即病毒基因組）所組成，這些基因組可以相當自然地從一個染色體遷移到另一個。

不論如何，我在這裡總結一句：我們今日就生存在病毒環伺的

環境裡，甚至我們體內也有。這些病毒大多數無害，因為它們並不想殺死可助它們繁衍的宿主。當有些病毒突然快速增生，此時我們的免疫系統便會啟動以保護我們。至於那些會讓人致病甚至死亡的病毒，屬於尚且無法適應宿主，或是宿主還不讓病毒適應其體內的類型。

好朋友細菌與大壞蛋病毒

其實，大約每五千種細菌之中，只有一種是致病原。此外，我們也須依靠不可或缺的數十億個細菌來讓我們的某些機體能夠正常運作，如消化系統。不過有些細菌對我們有害：像是葡萄球菌或是鏈球菌，當我們的自然防衛機制潰堤時，它們就會趁機而入。此時，抗生素（自然的抗生素更佳）就可以派上用場以滅絕這些壞菌。

至於病毒，就比較麻煩一些。我們之前已經談過，我們身上可能攜帶有病毒，卻不一定會散播病毒或是生病……直到哪天我們的免疫能力降低，麻煩就來了。此時病毒會開始複製且過度增生，或是找到某個侵入人體的破口，導致我們生病。此時，我們的免疫系統就必須動起來，好和病毒對抗。

病毒對抗策略：疫苗與免疫系統

疫苗：疫苗的原則就是在人體內注射不至於會致病的微生物（或是部分微生物），使得我們的免疫系統可以識別出此微生物，進而誘發免疫反應。疫苗會讓人體產生抗體，好在之後當病毒出現時，即時將它消滅。這就像我們在病毒有可能侵入人體之前，就先幫身體做特訓。這種專一性的主動免疫預防方法在某些例子裡極為

有效，將此方法施行在全體國民或是一群人身上，對於流行病的預防有著極大的效用……，然而我們也不應陷入過度施打疫苗的狂熱裡[5]！

免疫系統：我們的免疫系統是由一群防疫大軍所組成[6]，裡頭有指揮官以及誓死效忠的軍人，有其戰略以及特有的訊息傳達方式。這群大軍服膺的最高指導原則就是：非我族類，即是敵人。此原則不可或缺，如此才能認出敵人，並將其驅逐。

這群大軍裡頭負責前線位置的是巨噬細胞（Macrophages），它們負責吃噬入侵者。巨噬細胞的工作就像是道路清潔工，會清除人體內的外來者，但不會特別辨識外來者的身分。這種現象，我們稱之為非專一性的自然免疫。在巨噬細胞面前，同一種生物的所有個體都是一樣的。因此，所有的兔子都可能會染上家兔黏液瘤病毒，但是人類完全不怕此種病毒。我們尚不知為何有此種差異存在，不過事實如此。好像某些病原體或是病毒就是無法對人體產生危害。

不過有時候某些外來物十分強大，能夠突破我們的前線巨噬細胞而侵入人體。此時我們體內一種更複雜的機制就必須啟動：此為獲得性免疫（即專一性免疫）。此類免疫是藉由與外來病原體（由抗原組成）的接觸而相應地建立，並開始產生抗體。每種抗原都有其相對的抗體。不過有些外來的病原體（如病毒或是細菌）由多種抗原所組成：此時就必須聯合多種抗體才能終結此戰役。人體首次接觸病原體時，就必須製造出相對應的抗體才行。

抗體源自某些白血球，即淋巴細胞。淋巴細胞由骨髓、胸腺、脾、扁桃腺、淋巴結等等所製造，講得更精確一點，所有的淋巴細

5　在《我控訴》這本書裡有對此議題更深度的討論。
6　防疫大軍的比喻取自《我要好起來》（*L'Envie de guérir*, Belfond 出版社，1992）這本書，作者是 Marie Borrel 與 Ronald Mary。

胞最初都來源於肝臟，且在胎兒時期逐漸形成，之後轉移至骨髓裡，部分淋巴細胞會留下來接受「教育」，此為 B 淋巴細胞。其他淋巴細胞會轉至胸腺、脾、扁桃腺、淋巴結進行「實習」，之後「出師」成為 T 淋巴細胞。T 淋巴細胞又分為細胞毒性 T 細胞、K 細胞（殺傷細胞）、自然殺手細胞（NK）、抑制 T 細胞以及輔助 T 細胞。每種 T 細胞的角色都不太一樣。

當 B 淋巴細胞遇到抗原時，就會分泌抗體。B 淋巴細胞也會在抗原上作記號，以記憶入侵抗原的模樣，如此，當再次遇到此抗原時，B 淋巴細胞便可立即反應。此為第三階段；第二階段為產生抗體的時期。

至於 T 淋巴細胞，則各自有應扮演的角色：輔助 T 細胞會促使 B 淋巴細胞產生抗體，抑制 T 細胞可以阻礙抗原，自然殺手細胞即便在沒有抗體的情況下，仍可以殺死危險的細胞（例如癌細胞）。由各種荷爾蒙以及淋巴因子組成的人體資訊網路，會讓各 T 淋巴細胞知道各自的進度以及整體防禦進展。

本段將以上資訊做個快速且具象化的整理：當外來的細菌入侵時，巨噬細胞會擋在前面，將其消滅。如果細菌突破前線，此時巨噬細胞會通知淋巴細胞。在經過時間或長或短的入侵者辨識後，淋巴細胞會提供所需的抗體，將細菌團團圍起以形成「隔離防線」，並使細菌無法產生作用。與此同時，人體機制會下令給「下級軍官」以確保戰事進行順暢，並視情況所需，或者增派援兵助陣，或者簡單清理戰場後即告休兵。如果整體的防疫戰爭進行順利（如果免疫狀態極佳），那麼戰事很快可以告一段落。然而過程中一旦有任何訊息傳遞錯誤，則整個免疫系統便可能失靈（免疫系統回應過慢、不完整或是不足）。

敵軍大舉包圍

致病的敵軍到處都是，不僅在人體外，也在人體內。我們隨時會與有害的病原體接觸，不管是接觸感染或是呼吸導致。而且這些敵人有時就深藏在我們人體中，導致有些細胞開始瘋狂，此時我們的免疫系統應該馬上認出敵軍，將它們趕出去。其實，我們一生中都會發展出某些致癌細胞，但人體的防禦系統通常能夠成功地將它們趕出體外。

導致這些瘋狂細胞增生的確切原因，我們尚未完全了解。然而，當我們的免疫系統運作良好時，不僅能讓我們不會感冒，也應該不至於罹癌、得到流感或是愛滋病。這些外來的侵犯都應該不至於太嚴重，然而……

當抗生素無法抵抗細菌時，精油可以帶給人體更多的能量以及多種生化物質以利有效抵抗病原體，同時扮演起支撐免疫系統、甚至消滅病毒的角色。

第2章

抗病毒精油的主要成分

　　精油的生化組成非常複雜，某些精油甚至含有數以百計的活性芳香分子，因此精油是「活的」。舉個例子：真正薰衣草精油裡頭就含有 300 種不同分子。此種天然、有序、具結構的精油豐富性，使它擁有精準且嚴密的協同作用：整體的協同作用比各分子加總對健康更有益處。這種高度複雜的植物智慧形式，正是我們用以對抗病毒以及其他細菌的最佳武器。典型的製藥工業出產的抗生素藥物，通常由一個或幾個分子組成（往往是化工合成），這些化學分子則由大約 150 個列表的分子庫裡挑選出來以製成藥品，且各自有針對的病原體目標。相較之下，一款精油可能含十幾、上百、甚至幾百個天然生化組成，在如此的協同作用下，病毒與細菌根本來不及產生突變以適應如此大量的精油分子資訊。

在芳香療法裡，精油的分子以其所屬生化家族作分類，各生化家族所提供的療效也不同。依據某植物所含的分子成分比例之不同，該精油的特徵也不同，也決定了其療效、可以作用的範圍、可能的毒性以及使用方法。目前已存在許多科學研究（本書只列出其中幾個），讓我們可以識別出數萬個化學定義明確的天然分子。精油的厲害之處，在於其多重分子的療效（Polymoléculaires）：多數情況下，某款精油的主要成分占了約 10-50% 的比例，其他成分僅占少量比例，有些分子甚至僅存微量。不過雖然只是微量存在，它們卻常常扮演決定性角色，比如在嗅覺層次上。

此外因為一些因素，某種植物所產出的精油之生化組成每年都會有些變化，這些因素包括：

—群落生境處於變化狀態：土質的變化、日照期間的變化以及外在環境的演變等等。
—植物栽種的方式、採收的方式、儲存條件，甚至是蒸餾手法都會有所影響：在萃取植物活性成分[1]的過程中，這些芳香分子會出現重整與相混的現象，因此其精油組成總有些微差異……

以上所述的不穩定因素，都會影響到某種精油的化學組成。這正是為何病毒與其他病原體無法抵抗這類天然療方，因病原體無法回應如此多的分子，何況每年的分子組成都不同，再加上不同分子間的協同作用都讓病原體無暇應付。

---

1 在本書附錄的「精油是如何萃取出來的？」一節，會介紹精油的萃取程序。

精油分子如何幫助我們？

精油的分子如何發揮直接的作用，以下具體而簡明地歸納幾個重點：

—以精油的毒性直接作用在致病的微生物上。

—直接作用在人體的交感神經或副交感神經系統。

—支持人體生理的完好作用（例如：增強免疫系統）。

—改變體質：藉由舒緩、激勵或是防止機能退化的作用來改善體質。

此外，別忘了所有的精油都能藉由其香氣對我們產生間接作用：作用層面包括心理、記憶、神經與內分泌反應。

以下將介紹精油分子所屬的各生化家族，此外，有興趣的讀者可以參考另兩本相關的專書，你會獲得更詳盡的資訊[2]。以下是11大類生化家族介紹：

—**酸類**（Acides）：雖然它們不具有抗病毒的直接功效，卻是植物界所能提供的最佳抗發炎物質。儘管在多數的精油裡，酸類的存在常常僅是微量，它們卻具有積極且強大的抗發炎效果。然而劑量太高的話會帶毒性。

—**醇類**（Alcools）：醇類是概括性用語，尚包括單萜醇、倍半萜醇、雙萜醇與酚類。醇類的抗感染特性，可以減除病原體，還

---

2 關於精油生化家族的兩本專書分別是：《精準芳香療法》（*L'Aromathérapie exactement*），Pierre Franchomm 著；以及《科學與醫療性芳香療法》（*Traité d'aromathérapie scientifique et médicale*），Michel Faucon 著。

能讓體質回復均衡狀態。它還具有激勵免疫與神經系統的特性，使其能對包括抗微生物、細菌、病毒與黴菌在內的病原體。

—**醛類**（Aldéhydes）：醛類是具有相當高揮發性的芳香分子，主要在橙橘類（如佛手柑、檸檬、柳橙、葡萄柚等等）精油裡可以找到。除抗菌作用（不若醇類與酚類來得強大），醛類還有抗感染、抗發炎以及舒緩神經系統的效果。它還能調節免疫、神經與內分泌系統，且藉由啟動人體解毒機制，它也能調節肝臟系統。醛類可激勵消化腺，且能溶解體內結石（如腎與膀胱結石）。它還可刺激血管擴張以達成激勵微循環的產生。用以擴香時，醛類很容易離子化。

不過醛類具有光感性，因此會對皮膚與黏膜造成刺激。使用時，最好用植物油以 50% 的比例稀釋，在施用到皮膚後的幾個小時內，建議不要曬到太陽。

—**酮類**（Cétones）：酮類具有優異的抗病毒、抗黴菌與抗寄生蟲效用。它還能促進皮膚與黏膜組織的再生與癒合，也是強效的抗血腫物質。酮類有益於化解與排除黏液，因此它可消除呼吸器官與女性生殖器官的黏液，同時能助消化與消解脂肪，以對抗身體多餘的脂肪堆積。使用低劑量，酮類能激勵身體與腦部活力。

然而酮類的使用需要非常的謹慎，不論劑量或使用方式都是如此。高劑量或是長期使用會帶來毒性，酮類分子可能造成流產與神經毒性。在沒有專業芳療師的建議使用下不應內用。孕婦尤其嚴禁使用。

—**香豆素**（Coumarines）：在精油中，香豆素通常僅是微量存在；然而，它對神經系統的安穩與鎮靜功效卓著。它還具有抗痙攣與抗寄生蟲（此為本書關注的重點）的效果。

—**酯類**（Esters）：酯類比較不屬本書的討論核心，它的療效特性卻相當有意思，結合了酮類的安穩效果與醇類的激勵性質。它的抗痙攣與滋補神經的作用（心理上抗憂鬱，同時保持清醒與活力）在感染病毒性疾病時能給予幫助。皮膚外用時並無毒性。

—**醚類**（Éthers）：醚類具有振奮與激勵的特質之外，還能抗病毒、抗痙攣、鎮痛以及平衡神經系統。然而，我建議維持在合理的生理劑量，劑量過高會對人體造成毒性。

—**內酯類**（Lactones）：化解與排除黏液的效果有時甚至比酮類更強大。內酯類抗凝血與抗痙攣的效果不是本書的專注核心，不過，它們的確具有抗感染、抗黴菌以及抗寄生蟲的功效。當心：一如酮類，高劑量的使用內酯類也會對人體產生神經毒性。皮膚外用有可能造成過敏現象。

—**氧化物**（Oxydes）：它們能消除支氣管與肺部阻塞，化解與排除黏液的效果也非常強大。氧化物中最知名也最常見的分子是1,8-桉油醇。氧化物也是極佳的抗病毒物質，且親膚性也強。

—**酚類**（Phénols）：酚類具抗細菌、抗病毒、抗黴菌、抗寄生蟲、抗發炎以及抗過敏的效果，還能振奮、令血壓上升，並激勵神經、免疫與消化系統。不過，含有酚類分子的精油只能小劑量使用，高劑量會造成反效果。含酚類的精油不加稀釋地用在皮膚上會過度刺激。高劑量或者長期使用會造成肝毒性。

—**萜烯類**（Terpènes）：毬果植物蘊含豐富的萜烯分子，萜烯也是精油裡最普通與最常見的成分。萜烯對我們的整體機能具有良好的激勵效果。它除了抗病毒，也能調節免疫系統。

　● **單萜烯類**（Les monoterpènes）：它能消除呼吸道以及淋巴阻塞，還能淨化環境空氣使之帶氧。此外，它也能激勵消化腺、強力鎮痛，還能造成類似可體松的效果，即「可體松擬

態」現象。

- 倍半萜烯類（Les sesquiterpènes）：除了具有單萜烯的特性，倍半萜烯還具有強效抗發炎與抗過敏的效用，也具鎮靜與抗痙攣的特性，其精油是藍色的。

精油屬性的探討

由於具有以上生化分子，因而在醫療性芳香療法上，我們說精油具有以下有益人體的特性：

一**抗細菌**（Antibactériennes）：具有抗細菌特性的精油可以對抗許多細菌，而細菌正是許多感染性疾病的源頭。

與抗菌最相關的精油芳香分子是**酚類 Phénols**（可以處理超過90%的細菌病原）：如香荊芥酚、百里酚、丁香酚等等。酚類具有強效以及多元的抗感染效用，還能抗菌、抗病毒、抗黴菌，且可激勵免疫系統。不過使用上必須相當謹慎，因它會刺激黏膜；如果高劑量且長期使用會導致肝毒性。皮膚外用時，必須先以植物油稀釋，否則會刺激皮膚。

富含酚類的精油包括：印度藏茴香 Trachyspermum ammi、甜羅勒 Ocimum basilicum、錫蘭肉桂（葉）Cinnamomum verum、丁香花苞 Eugenia caryophyllata、摩洛哥野馬鬱蘭 Origanum compactum、冬季香薄荷 Satureja montana、紅花百里香 Thymus serpyllum 以及百里酚百里香 Thymus vulgaris thymoliferum 等等。

單萜醇類 Monoterpénols 的抗菌性居次，包含：香茅醇、牻牛兒醇、沉香醇、薄荷腦、萜品醇與側柏醇等等。單萜醇能解除呼吸道與淋巴阻塞以及淨化環境空氣（殺菌效果佳）。它的整體醫療特性與酚類近似，但效果稍弱一些：單萜醇可以殺病毒、殺菌與激勵

免疫，且不刺激皮膚也不具有肝毒性。富含單萜醇的精油包括：沉香醇化學類型甜羅勒 Ocimum basilicum ct linalol、芳樟 Cinnamomum camphora CT linalol、 花 梨 木 Aniba rosaeodora、 岩 玫 瑰 Cistus ladaniferus、檸檬尤加利 Eucalyptus citriodora、綠花白千層 Melaleuca quinquenervia、玫瑰草 Cymbopogon martinii、桉油樟 Cinnamomum camphora 以及側柏醇百里香 Thymus thujanoliferum 等等。

　　醛類 Aldéhydes 也有些抗菌效果：像是香茅醛、小茴香醛、狄牛兒醛與橙花醛。富含醛類的精油包括：檸檬羅勒 Ocimum basilicum citriodorum、 錫 蘭 肉 桂（樹 皮）Cinnamomum verum、檸檬尤加利 Eucalyptus citriodora、檸檬香茅 Cymbopogon citratus、山雞椒 Litsea citrata、香蜂草 Melissa officinalis、檸檬香桃木 Backhousia citriodora、檸檬百里香 Thymus vulgaris à limonène 以及檸檬馬鞭草 Lippia citriodora 等等。

　　這裡也順帶一提倍半萜酮類以及雙萜酮類，因為在治療感染性疾病時，這兩種分子若與其他分子協同作用時，也具有一定的效果：像是龍腦、隱酮、右旋香芹酮、蒔酮、薄荷酮、側柏酮、馬鞭草酮等等。

　　富含倍半萜酮的精油包括：大西洋雪松 Cedrus atlantica、喜馬拉雅雪松 Cedrus deodora、義大利永久花 Helicrysum italicum、加茶杜香 Ledum groenlandicum、 麥 盧 卡 Lepstospermum scoparium、 沒藥 Commiphora mirrha、穗甘松 Nardostachys jatamansi 以及岩蘭草 Vetiveria zizanoïdes 等等。

　　本書不特別介紹富含單萜酮類精油的原因，是因為使用此類精油需對植物的生化成分具備深入理解。使用單萜酮類精油時，稍有不慎就會造成神經毒性與流產。運用這類精油，需由受過良好醫療性芳療訓練的專業醫療人員，對劑量、使用期間與使用方法給予專

業建議以及療程追蹤的情況下，才適合使用。

一抗黴菌（Antifongique）：抗黴菌精油顧名思義是用以對抗由黴菌（真菌）所引起的感染病之精油。與抗黴菌最相關的精油芳香分子是**酚類 Phénols**：如香荊芥酚、百里酚與丁香酚。

富含酚類的精油包括：印度藏茴香 Trachyspermum ammi、甜羅勒 Ocimum basilicum、錫蘭肉桂（葉）Cinnamomum verum、丁香花苞 Eugenia caryophyllata、摩洛哥野馬鬱蘭 Origanum compactum、冬季香薄荷 Satureja montana、紅花百里香 Thymus serpyllum 以及百里酚百里香 Thymus vulgaris thymoliferum 等等。

單萜醇類 Monoterpénols 的抗黴菌性居次，包含有：香茅醇、牻牛兒醇、沉香醇、薄荷腦、萜品醇與側柏醇。富含單萜醇的精油包括：沉香醇甜羅勒 Ocimum basilicum ct linalol、芳樟 Cinnamomum camphora CT linalol、花梨木 Aniba rosaeodora、岩玫瑰 Cistus ladaniferus、檸檬尤加利 Eucalyptus citriodora、波旁天竺葵 Pelargonium x asperum、綠花白千層 Melaleuca quinquenervia、玫瑰草 Cymbopogon martinii、桉油樟 Cinnamomum camphora 以及側柏醇百里香 Thymus thujanoliferum 等等。

醛類 Aldéhydes 也有些抗黴菌效果，像是香茅醛、小茴香醛、牻牛兒醛與橙花醛。

富含醛類的精油包括：檸檬羅勒 Ocimum basilicum citriodorum、錫蘭肉桂（樹皮）Cinnamomum verum、檸檬尤加利 Eucalyptus citriodora、檸檬香茅 Cymbopogon citratus、山雞椒 Litsea citrata、香蜂草 Melissa officinalis、檸檬香桃木 Backhousia citriodora、檸檬百里香 Thymus vulgaris à limonène 以及檸檬馬鞭草 Lippia citriodora 等等。

一抗寄生蟲（Antiparasitaires）或**殺寄生蟲**（Parasiticides）：抗寄生蟲精油可以預防或是消除人體寄生蟲，也用以對抗因寄生蟲引起

的疾病。與抗寄生蟲最相關的精油芳香分子是**酚類 Phénols**：如香荊芥酚、百里酚與丁香酚。

富含酚類的精油包括：印度藏茴香 Trachyspermum ammi、甜羅勒 Ocimum basilicum、錫蘭肉桂（葉）Cinnamomum verum、丁香花苞 Eugenia caryophyllata、摩洛哥野馬鬱蘭 Origanum compactum、冬季香薄荷 Satureja montana、紅花百里香 Thymus serpyllum 以及百里酚百里香 Thymus vulgaris thymoliferum 等等。

單萜醇類 Monoterpénols 的抗寄生蟲特性居次，包含：香茅醇、牻牛兒醇、沉香醇、薄荷腦、萜品醇與側柏醇。富含單萜醇的精油包括：沉香醇甜羅勒 Ocimum basilicum ct linalol、芳樟 Cinnamomum camphora CT linalol、花梨木 Aniba rosaeodora、岩玫瑰 Cistus ladaniferus、檸檬尤加利 Eucalyptus citriodora、綠花白千層 Melaleuca quinquenervia、玫瑰草 Cymbopogon martinii、桉油樟 Cinnamomum camphora 以及側柏醇百里香 Thymus thujanoliferum 等等。

最後，也帶一些抗寄生蟲效用的成分還有**氧化物 Oxydes**: 1,8-桉油醇。

富含氧化物的精油包括：澳洲尤加利 Eucalyptus radiata、月桂 Laurus nobilis、穗花薰衣草 Lavandula spica、綠花白千層 Melaleuca quinquenervia、桉油樟 Cinnamomum camphora 以及桉油醇迷迭香 Rosmarinus officinalis cineoliferum 等等。

—**殺菌**（Antiseptiques）：具有殺菌功能的精油能夠預防與消滅人體內外的細菌、黴菌與病毒。注意，不要將殺菌（Antiseptiques）與抗生素（Antibiotiques）的作用搞混了，後者只用來處理細菌性疾病。

與殺菌最相關的精油芳香分子是**醛類 Aldéhydes**: 包括香茅醛、小茴香醛、牻牛兒醛與橙花醛。

富含醛類的精油包括：檸檬羅勒 Ocimum basilicum citriodorum、錫蘭肉桂（樹皮）Cinnamomum verum、檸檬尤加利 Eucalyptus citriodora、檸檬香茅 Cymbopogon citratus、山雞椒 Litsea citrata、香蜂草 Melissa officinalis、檸檬香桃木 Backhousia citriodora、檸檬百里香 Thymus vulgaris à limonène 以及檸檬馬鞭草 Lippia citriodora 等等。

單萜醇類 Monoterpénols 的殺菌特性居次，包括有 α-松油萜、β-松油萜、樟烯、檸檬烯、α-萜品烯、β-萜品烯、對繖花烴、γ-萜品烯與檜烯等等。

含有單萜烯的精油包括：岩玫瑰 Cistus ladaniferus、檸檬 Citrus limon、桉油樟 Cinnamomum camphora、冬季香薄荷 Satureja montana、茶樹 Melaleuca alternifolia、沉香醇百里香 Thymus vulgaris nilaloliferum。

值得一提的是，以上這些精油在消毒與殺菌上具有優越的功效，可以阻止病原增生。與此同時，許多醫院都遇上難以克服的問題（如院內感染以及軍隊感染疾病），作者懇切希望這些醫院開始以擴香的手法來運用以上效果卓著的精油，對加護復甦病房、一般病房以及診療間等進行消毒。

─抗病毒（Antivirales）：萬一受到病毒感染，就可以祭出抗病毒精油以防止會導致多種疾病的病毒增生。部分疾病非常難以醫治，甚至直到目前都無法真正治癒（如愛滋病）。以正式醫療的典型做法，其「藥櫃軍火庫」裡可以拿出來對付病毒的武器其實極為有限。誠如讀者在本書所見，精油以天然療法的形式便可治療許多相關的感染疾病。如前所述，病毒其實對許多精油的活性芳香分子極為敏感，而經芳療處理後，許多重大病症都獲得明顯改善。此外，運用芳療的病患之健康細胞，對外來病毒的抵抗力也大為增強。

與抗病毒最相關的精油芳香分子是**酚類 Phénols**，如：如香荊

芥酚、百里酚與丁香酚。

　　富含酚類的精油包括：印度藏茴香 Trachyspermum ammi、甜羅勒 Ocimum basilicum、錫蘭肉桂（葉）Cinnamomum verum、丁香花苞 Eugenia caryophyllata、摩洛哥野馬鬱蘭 Origanum compactum、冬季香薄荷 Satureja montana、紅花百里香 Thymus serpyllum 以及百里酚百里香 Thymus vulgaris thymoliferum 等等。

　　單萜醇類 Monoterpénols 的抗病毒特性居次，包含：香茅醇、牻牛兒醇、沉香醇、薄荷腦、萜品醇與側柏醇。富含單萜醇的精油包括：沉香醇甜羅勒 Ocimum basilicum ct linalol、芳樟 Cinnamomum camphora CT linalol、花梨木 Aniba rosaeodora、岩玫瑰 Cistus ladaniferus、檸檬尤加利 Eucalyptus citriodora、綠花白千層 Melaleuca quinquenervia、玫瑰草 Cymbopogon martinii、桉油樟 Cinnamomum camphora 以及側柏醇百里香 Thymus thujanoliferum 等等。

　　這裡也必須提一下**醚類 Éthers**，它包括香芹酚甲醚、甲基醚蔞葉酚、甲基醚丁香酚與百里酚甲醚等等。醚類具有鎮靜、抗痙攣以及平衡神經系統的功效，也是珍貴的鎮痛與抗病毒成分。由於它對皮膚具有刺激性，所以建議以優質的植物油，將精油最多稀釋成50% 再使用。

　　富含醚類的精油包括：甜羅勒 Ocimum basilicum、龍艾 Artemisia dracunculus、月桂 Laurus nobilis 等等。

第 **3** 章

對抗危險感染病的 各種精油

　　醫療性以及科學性芳療已經非常清楚地向我們展示出精油不僅具有殺菌、抗細菌、抗黴菌功效,更是天然的抗生素。今日,我們也益發準確地觀察到精油或多或少都具有抗病毒的能力。我在本章列出並介紹一系列可以有效對抗病毒的精油,這份抗病毒精油清單除了根據我個人的醫療臨床經驗,也參考了生化科學的最新研究進展。

　　介紹這些精油時的科學依據(各精油的化學類型〔Chémo-types〕以及不同分子的占比)主要取自以下兩本著作:

—皮耶・方孔 [1] 的《精確芳香療法》。

—米歇爾・富空（Michel Faucon）[2] 所著的《科學與醫療性芳香療法》。

我另外還參考了相關的科學理論與臨床報告，我各選取了兩三篇論文條列於各款精油之後，以利想要進一步鑽研者參考。

印度藏茴香

印度藏茴香（法文 Ajowan，學名 Trachyspermum ammi）是源自印度的香料，風味相當接近小茴香（Cumin）、藏茴香（Carvi）以及蒔蘿（Aneth），也稱為 Nounkha 或印度大茴香（Anis de l'Inde）。印度藏茴香會在長滿絨毛的葉片中長出美麗的紅花。種子呈橢圓形，有條紋以及弧度，非常芬芳且略帶刺鼻感，味道讓人聯想起百里香，也有點像小茴香。其實在印度與亞洲料理中，印度藏茴香是相當常見的香料（製作咖哩的香料之一），甚至黎巴嫩料理也會使用到（麵包與甜食）。

---

1 皮耶・方孔是芳療學家以及藥學家，也是國際芳療學院創辦人（www.eia-info.org）、藥用與芳香植物研究中心主任（www.mediplant.ch）。方孔是法國過去四十年來最著名的芳療學家，也是芳療裡首位提出植物精油中「化學類型」概念者。不少精油的療效運用是由方孔提出，如義大利永久花精油、岩玫瑰精油、土木香精油以及茶樹精油等。他曾是法國貝桑松大學醫學暨藥學系「植物療法大學文憑」的課程負責人。此外，我個人創立的民族暨自然醫學自由學院（FLMNE）也很高興邀請到方孔擔任講師。最後，他同時是赤腳醫師協會的科學小組主任與協會副總裁。

2 米歇爾・富空是藥學博士以及芳療學家、巴黎 Paris-Descartes 大學藥學系的課程主任，也是科學與醫療性芳香療法學院 Aroma-Sciences 的創辦人，相關網站：www.aroma-sciences.fr。

印度藏茴香精油是藉由水蒸氣蒸餾植物種子萃取出來的，在印度傳統醫療中，印度藏茴香扮演「家常萬靈丹」的角色。

主要有效成分

—酚類：百里酚（40-50%）、香荊芥酚（5%）等等。

—單萜烯類：γ - 萜品醇（20-35%）、對繖花烴（20-25%）以及樟烯等等。

主要適應症

印度藏茴香精油具有強效的抗感染能力，能對付所有會感染人體的病原體，還具整體的振奮與激勵效果。

印度藏茴香精油含有超過 45% 的酚類物質，使其成為對抗嚴重微生物感染的強大精油，尤其是當其他治療都不見效果時更是如此，它能治療：呼吸道感染，耳鼻喉感染（鼻炎、鼻咽炎、咽喉炎、支氣管炎），腸道感染（細菌性與病毒性腸炎），尿道感染（膀胱炎、腎炎）。遇到季節性疲勞或是正處於康復期（病後或剛剛開刀後等），本精油可以激勵整體機能；甚至因疲勞導致的性慾欠缺，它都幫得上忙。

欲進一步了解印度藏茴香精油對於抗病毒、抗黴菌以及抗菌的效用，請參考以下文獻。

—〈印度藏茴香種子對於抑制變異鏈球菌的活體與體外實驗：另類療法的觀點〉（In vitro and in vivo inhibition of Streptococcus mutans biofilm by Trachyspermum ammi seeds: an approach of alternative medicine），Khan R., Adil M., Danishuddin M., Verma P.K. et Khan A.U., *Phytomedicine*, juin 2012, 15; 19 (8-

9), 747-55. Doi: 10.1016/j.phymed.2012.04.004. Epub 26 mai 2012. 請參閱網站：www.phytomedicinejournal.com/article/S09447113%2812%2900126-2/abstract. Copyright © 2012 Elsevier GmbH.

— 〈印度藏茴香對小鼠皮膚癌以及前胃癌的化學調節作用〉（Chemomodulatory effect of Trachyspermum ammi on murine skin and forestomach papillomagenesis），Singh B. et Kale R.K., *Nutr Cancer*, 2010; 62(1), 74-84. Doi: 10.1080/01635580903191478. 請參閱網站：www.ncbi.nlm.nih.gov/pubmed/20043262.

— 〈蒔蘿、茴香與印度藏茴香的抗菌與植化素篩選分析〉（Antibacterial and phytochemical screening of Anethum graveolens, Foeniculum vulgare and Trachyspermum ammi），Kaur G.J. et Arora D.S., *BMC Complement Altern Med.*, août 2009, 6 (9), 30. Doi: 10.1186/1472-6882-9-30. 請參閱網站：www.ncbi.nlm.nih.gov/pubmed/19656417.

甜羅勒

　　甜羅勒（法文 Basilic，學名 Ocimum basilicum）是一年生的香料植物，約 20-50 公分高，為多分枝的叢生型態，葉片呈漂亮深綠色的橢圓狀，有些品種的葉片為酒紅色，此乃花青素[3]的緣故。羅勒最愛的生長條件是：在大太陽的天候下，有遮蔭可躲。羅勒品

3　花青素是天然色素，從紅色到藍色都有。秋天時，植物的葉綠素消失，光合作用不再，葉子開始轉黃轉紅，就是花青素的作用。花青素是一種類黃酮，具有對身體有益的抗氧化效果，可以減緩細胞老化速度、增強皮膚彈性與密度，且可降低腫瘤細胞增生的機會。

種繁多，約 60-150 種（依據文獻來源不同而異）。各自的形狀與香氣都有些差異，差異可來各自的生態環境、種植方式以及是否為野生。這也使它們的主要生化成分出現差異，主要可分為三大類：甲基醚蔞葉酚甜羅勒（生長在印度洋、東南亞或是法國等地區）、沉香醇甜羅勒（東歐以及義大利等國）以及沉香醇丁香酚甜羅勒（北非以及南非等）。

在法國這個緯度的常見甜羅勒品種是：

—大綠葉變種甜羅勒（Ocimum basilicum var. grand vert），有普羅旺斯青醬的味道。

—熱帶羅勒（Ocimum basilicum L. ssp basilicum），具義大利青醬的味道，整體氣味偏向龍艾，較強勁，也帶八角味。

以本書的探討範圍而言，我們比較有興趣的是熱帶羅勒。本精油是藉由水蒸氣蒸餾植物的葉子與莖部（植物上端部分）萃取而來。

主要有效成分

—酚類—甲基醚（約占 90%）：甲基醚蔞葉酚（85-88%）、丁香酚（1.6%）等等。

—酮類（1%）等。

主要適應症

甜羅勒精油具有抗感染、抗病毒、抗黴菌、抗細菌、調節神經系統以及激勵消化與肝膽系統的功效等等，此外，還能使腸道菌叢恢復正常與調節消化系統。因此不妨在烹飪時加入幾滴精油，以健胃、排氣、開胃與利尿，尤其是在感染病流行季節。它尚能處理吞

氣症、胃炎、胰島素分泌不足、噁心、腸胃炎等等。

　　這裡也順帶提一下百里酚熱帶羅勒（Ocimum gratissimum L. thymoliferum），它具有豐富的可抗感染的烯類，也含有將近 50% 的酚類（百里酚：20-48%、香荊芥酚 0.5-3.2% 等）。

　　欲進一步了解甜羅勒精油對於抗病毒、抗黴菌以及抗菌的效用，請參考以下文獻。

　—〈甜羅勒精油與單萜烯用於抑制牛隻病毒性腹瀉的體外實驗〉（In vitro inhibition of the bovine viral diarrhoea virus by the essential oil of Ocimum basilicum (basil) and monoterpenes），Kubiça T.F., Alves S.H., Weiblen R., Lovato L.T. et Braz J., *Microbiol*, 11 avril 2014, 45(1), 209-14. Doi: 10.1590/S1517838220014005000030. 請參閱網站：www.ncbi.nlm.nih.gov/pubmed/24948933.

　—〈甜羅勒成分用於對抗結核分枝桿菌的評估〉（Evaluation of the antimycobacterium activity of the constituents from Ocimum basilicum against Mycobacterium tuberculosis），Siddiqui B.S., Bhatti H.A., Begum S., Perwaiz S., *J. Ethnopharmacol*, 31 octobre 2012, 144(1), 220-2. Doi: 10.1016/j.jep.2012.08.003. Epub 17 août 2017. 請參考網站：www. ncbi.nlm.nih.gov/pubmed/22982011.

　—〈肯亞部落應用百里酚熱帶羅勒的抗菌研究〉（Antimicrobial activity of essential oils of Ocimum gratissimum L. from different populations of Kenya），Lexa G. Matasyoh, Josphat C. Matasyoh, Francis N. Wachira, Miriam G. Kinyua, Anne W. Thairu Muigai et Titus K. Mukiama; *Afr J*., Trad. *fr. Altern*. Méd., 2008; 5(2), 187-193. 請參考網站：www.ncbi.nlm.nih.gov/pmc/ articles/PMC2816546/.

香葉多果香

香葉多果香（法文 Bay de saint thomas，學名 Pimenta race-mosa）[4]又稱聖多瑪月桂、西印度月桂，是源自加勒比海地區的樹木（桃金孃科），種植在熱帶地區。樹高 10-20 公尺，花香奔放，產黑色卵形果實。不過我們真正有興趣的是其橢圓形葉片：將它的葉片浸泡在蘭姆酒裡，就成了「月桂蘭姆酒」（Bay rum）。此種能令人精神一振的酒液可以拿來按摩頭皮以護髮，還能減少關節炎疼痛，處理感冒，甚至成為運動痠痛按摩液。在美洲傳統的醫學藥典裡，香葉多果香扮演重要的角色。

本精油是藉由水蒸氣蒸餾植物的葉子與枝條萃取而來。

主要有效成分

有時會分成三種化學類型，我們有興趣的主要是：

—單萜烯類：月桂烯（18-20%）、檸檬烯（2-3%）。

—單萜醇類：沉香醇（2-3%）。

—酚類：丁香酚（50-55%）、加味酚（10-3%）等等。

主要適應症

香葉多果香精油的特性包括抗黴菌、殺菌、抗細菌、激勵免疫系統等等，以及解痙和血管擴張作用等。

其實本精油最知名的是能夠激勵頭皮的效用：有益頭髮生長、

4　香葉多果香與牙買加的多果香（Pimenta dioica）香料相當近似，但仍是不同品種。多果香成分約 65-85% 丁香酚、甲基醚丁香酚、1,8- 桉油醇、α- 水芹烯等等。

能治療禿髮，還能夠藉由減少皮脂分泌過多從而防止頭皮屑。因此本精油是處理油性髮質以及髮梢乾燥的油性頭髮的最佳選擇。本書之所以選擇介紹本精油，是因當遇到支氣管炎以及濕性咳嗽時（非乾咳且無痰液阻塞情況），它能對呼吸道產生良好殺菌作用。另外在處理皮膚問題時，本精油也非常適合與其他精油混合產生協同效果。

　　欲進一步了解香葉多果香精油對於抗病毒、抗黴菌以及抗菌的效用，請參考以下文獻。

　　—〈香葉多果香的抗菌效用〉（Antibacterial activity of essential oils of Pimenta racemosa var. terebinthina and Pimenta racemosa var. grisea），Saenz M.T., Tornos M.P., Alvarez A., Fernandez M.A. et García M.D., *Fitoterapia*, sept. 2004, 75(6), 599-602. 請參考網站：www.sciencedirect.com/science/article/pii/S0367326X04001480.

　　—〈以特選植物精油對抗大腸桿菌的抗菌效用〉（Antibacterial activity of selected plant essential oils against Escherichia coli O157:H7），Burt S.A. et Reinders R.D., *Lett. Appl. Microbiol.* 2003; 36(3), 162-7. 請參考網站：www.ncbi.nlm.nih.gov/pubmed/12581376.

芳　樟

　　芳樟（法文 Bois de hô，學名 Cinnamomum camphora CT linalol）[5]形體頗大，可以長到30公尺高，葉片堅韌，開黃花，長紅

5　芳樟與馬達加斯加的桉油樟以及巴西的花梨木（Bois de rose），在生化組成上其實相當接近，所以基本上可以用芳樟精油取代桉油樟與花梨木精油，尤其當後兩者因為過度砍伐而造成生態威脅時，更是如此。

色果子，最早起源於中國與日本。俗名相當多樣，也稱為中國桉油樟、日本月桂樹或日本樟。中國對芳樟的使用方式也被馬可波羅帶回歐洲。芳樟與馬達加斯加的桉油樟（Ravintsara）在植物學分類上同屬樟科。

本精油是藉由水蒸氣蒸餾植物的樹幹萃取而來。

主要有效成分

—單萜醇：沉香醇（99%）。

—沉香醇氧化物（微量）。

主要適應症

芳樟精油的特性包括抗感染、抗細菌、抗病毒、抗黴菌、能夠溶解與排除黏液，以及激勵免疫系統等等。本精油的確能處理多種病毒與細菌感染病症。由於它含有極高比例的沉香醇，故能強而有力地激勵免疫機能。它能有效地緩和多種細菌性或病毒性疾病，如皮膚黴菌病、婦科黴菌病、膀胱炎以及耳鼻喉部位感染（流感、支氣管炎等）。除了對抗本書探討核心的感染性疾病，芳樟精油對皮膚也具有強效的收斂與緊實能力，因而可說是抗皺聖品。

欲進一步了解芳樟精油對於抗病毒、抗黴菌以及抗菌的效用，請參考以下文獻。

—〈芳療在病毒性肝炎治療中扮演的角色〉（The role of aromatherapy in the treatment of viral hepatitis），A.M. Giraud-Robert, *International Journal of Aromatherapy*; 15(4), 183-192, 2005. 請參考網站：www.sciencedirect.com/science/article/pii/S0962456205000640.

—〈芳樟萃取物的抗發炎與抗氧化體外實驗〉（In vitro anti-inflammatory and anti-oxidative effects of Cinnamomum camphora extracts），Hye Ja Lee, Eun-A Hyun, Weon Jong Yoon, Byung Hun Kim, Man Hee Rhee, Hee Kyoung Kang, Jae Youl Cho et Eun Sook Yoo, *Journal of Ethnopharmacology*, 103(2), 208-216, 16 janvier 2006. 請參考網站：www.sciencedirect.com/science/article/pii/S0378874105005118.

—〈尼泊爾樟科植物精油的組成與生物活性分析〉（Bioactivities and compositional analyses of Cinnamomum essential oils from Nepal: C. camphora, C. tamala, and C. glaucescens），Satyal P., Paudel P., Poudel A., Dosoky N.S., Pokharel K.K. et Setzer W.N., *Nat. Prod. Commun.*, décembre 2013, 8(12): 1777-84. 請參考網站：www.ncbi.nlm.nih.gov/ pubmed/24555298.

花梨木

花梨木（法文 Bois de rose，學名 Aniba rosaeodora 或 Aniba parviflora）是樟科植物，原產地在亞馬遜河流域以及圭亞那。木材呈現粉紅色澤，聞來非常芬芳，木料質地細緻而堅硬，扎實而厚重。高級家具製造業愛用花梨木，香水工業更是如此，此因它含有高量的沉香醇——除了是具生物活性的分子，也是香氣奔放的物質。花梨木最早在 1920 年代於亞馬遜雨林發現，當地印第安人早將花梨木當作傳統藥材使用。

不過此後，花梨木就成為過度砍伐的受害者。為避免花梨木步上絕種之途，國際自然保育聯盟（UICN）已將它列為受保護對象。在生化成分上，花梨木與桉油樟以及芳樟其實相當接近。如果讀者

發覺要買到花梨木精油有些難度（因過度砍伐），不妨購買芳樟精油替代。

　　本精油是藉由水蒸氣蒸餾植物的樹皮（製作高級家具所剩）萃取而來。

主要有效成分

　　―單萜醇類：沉香醇（95-99%）。

　　―倍半萜烯類以及單萜烯類（3-5%）。

　　―氧化物類（3-5%）等等。

主要適應症

　　花梨木精油的主要特性是抗感染、抗細菌以及抗黴菌，還具有能使肌膚再生的強大作用，因而是人類皮膚的好朋友。它能讓肌膚滋潤、強健與緊實，同時能解決妊娠紋、皺紋、濕疹、青春痘以及其他皮膚感染性疾病。

　　前面提過，花梨木面臨過度濫伐的問題。但我在這裡還是選擇加以介紹，此因它具有絕佳的抗病毒效用，並且能強力支撐免疫系統對抗疾病。我個人傾向僅在治療熱帶傳染性疾病時使用。

　　欲進一步了解花梨木精油對於抗病毒、抗黴菌以及抗菌的效用，請參考以下文獻。

　　―〈巴西植物對抗牛第五型皰疹病毒與禽類間質性肺炎病毒的體外實驗研究〉（In vitro antiviral activity of Brazilian plants (Maytenus ilicifolia and Aniba rosaeodora) against bovine herpesvirus type 5 and avian metapneumovirus），Kohn L.K., Queiroga C.L., Martini M.C., Barata L.E., Porto P.S. , Souza L.

et Arns C.W., *Pharm Biol.*, 50(10):1269-75, octobre 2012. Doi: 10.3109/13880209.2012.673627. Epub 9 aôut 2012. 請參考網站：www.ncbi.nlm.nih.gov/pubmed/22873798.

錫蘭肉桂皮精油
丁香酚錫蘭肉桂葉精油

錫蘭肉桂皮精油的法文為 Cannelle écorce，學名 Cinnamomum verum；丁香酚錫蘭肉桂葉精油的法文為 Cannelle feuille，學名 Cinnamomum verum ou zeylanicum à eugénol。

肉桂樹長在熱帶雨林裡，樹形不是特大（高約 6-12 公尺），人工種植時通常只達小灌木的高度。它能產出兩種優質精油：一種來自樹皮，另一種來自樹葉。肉桂會產出一種鳥類愛吃的小果實，之後隨著鳥糞排出，繼而長出另一顆肉桂樹。肉桂樹最早源於印度，目前在斯里蘭卡（舊名錫蘭）已見大面積種植，且已引種到印度洋小島以及東南亞。在安地列斯群島還有一種白桂樹（Canella alba），不要與錫蘭肉桂樹搞混了，因前者的生化成分並不相同（主要是丁香酚與 1,8- 桉油醇）。

主要有效成分

—肉桂皮：醛類（肉桂醛 63-76%）、酚類（丁香酚 2.2-10%......）、倍半萜烯（β- 丁香油烴 5-6%）等等。

—肉桂葉：酚類（丁香酚 70-87%）、肉桂醛（1-3%）、倍半萜烯（β- 丁香油烴 1-6%）等等。

主要適應症

　　肉桂皮與肉桂葉兩種精油都具有極為強大的抗細菌效果（98%的細菌會被它們殲滅！），它們還具有抗病毒、抗黴菌、抗寄生蟲、激勵腎上腺皮質素、刺激交感神經以及整體的激勵與振奮效果等等。

　　以臨床的使用經驗而言，錫蘭肉桂皮精油的效用比肉桂葉精油來得強大。讀者可以依據病症的嚴重性以及精油易取得性，交替使用這兩種精油。

　　肉桂精油適合處理不同的感染症狀如：尿道感染（大腸桿菌）、性器官感染（白帶與陰道炎等）、腸道感染（腸胃炎、感染性結腸炎、阿米巴性痢疾等）、支氣管與耳鼻喉感染（咽喉炎、咽炎）以及熱帶地區感染性疾病等等。

　　不管是使用肉桂皮或是肉桂葉精油，都需要相當小心，因為它們一點都不溫和，會讓皮膚產生強烈灼熱與刺激感。建議在諮詢過專業芳療師後再使用。

　　欲進一步了解錫蘭肉桂精油對於抗病毒、抗黴菌以及抗菌的效用，請參考以下文獻。

　─〈以精油對抗杜克氏嗜血桿菌的抗菌評估〉（Assessing the antibiotic potential of essential oils against Hemophilus ducreyi），Lindeman Z., Waggoner M., Batdorff A. et Humphreys T.L., *BMC Complement Altern Med.*, mai 2014, 27(14), 172. Doi: 10.1186/1472-6882-14-172. 請參考網站：www.ncbi.nlm.nih.gov/pubmed/24885682.

　─〈幾種植物萃取物與精油對抗革蘭氏陰性菌的體外抗菌實驗〉

（In Vitro Antibacterial Activity of Several Plant Extracts and Oils against Some Gram-Negative Bacteria），Al-Mariri A., Safi M., Iran, *J. Med Sci.*, janvier 2014, 39(1), 36-43. 請參考網站：www. ncbi.nlm. nih.gov/pubmed/24453392.

中國肉桂

中國肉桂（法文 Cannellier de Chine，學名 Cinnamomum cassia）原產於中國東南方，葉色常綠，葉形簡單，基本型態近似錫蘭肉桂樹（Cinnamomum verum）。蒸餾中國肉桂萃取精油時，只取其葉子與小枝幹，不取樹皮。

主要有效成分

—醛類：肉桂醛（70-90%）。

—酯類：乙酸肉桂酯（5-9%）。

—酚類（5-6%）。

—本精油另一特色是含有不少（2-8%）其他精油少見的香豆素類（Coumarines）。

主要適應症

中國肉桂精油所能處理的適應症近似錫蘭肉桂：具有極為強大的抗細菌效果（98% 的細菌會被它們殲滅！），還具有抗病毒、抗黴菌、抗寄生蟲、激勵腎上腺皮質素、刺激交感神經以及整體的激勵與振奮效果等等。

中國肉桂精油適合處理不同的感染症狀如：尿道感染（大腸桿菌）、性器官感染（白帶與陰道炎等）、腸道感染（腸胃炎、感染性

結腸炎、阿米巴性痢疾等）、支氣管與耳鼻喉感染（咽喉炎、咽炎）以及熱帶地區感染性疾病等等。

　　一如錫蘭肉桂精油，在使用中國肉桂精油時需要相當小心，因為它們一點都不溫和，會讓皮膚產生強烈灼熱與刺激感。建議在諮詢過專業芳療師後再使用。

　　欲進一步了解中國肉桂精油對於抗病毒、抗黴菌以及抗菌的效用，請參考以下文獻。

—〈肉桂精油與肉桂醛的抗微生物活性研究〉（Antimicrobial activities of cinnamon oil and cinnamaldehyde from the Chinese medicinal herb Cinnamomum cassia Blume），Ooi L.S., Li Y., Kam S.L., Wang H., Wong E.Y., Ooi V.E. Am. *J. Chin. Med.*, 2006; 34(3), 511-22. 請參考網站：www.ncbi.nlm. nih.gov/pubmed/16710900.

—〈抗 A 型流感藥物的高通量篩選與原花青素誘發 A 型流感病毒細胞自噬現象研究〉（High-throughput screening for anti-influenza A virus drugs and study of the mechanism of procyanidin on influenza A virus-induced autophagy），Dai J., Wang G., Li W., Zhang L., Yang J., Zhao X., Chen X., Xu Y. et Li K., *J. Biomol Screen,* juin 2012, 17(5):605-17. Doi: 10.1177/1087057111435236. Epub, 27 janvier 2012. 請參考網站：www.ncbi.nlm.nih.gov/ pubmed/22286278.

—〈辨識 23-(S)-2-Amino-3-Phenylpropanoyl-Silybin 分子為 A 型流感病毒藥物的體外與活體實驗〉（Identification of 23-(S)-2-Amino-3-Phenylpropanoyl-Silybin as an Antiviral Agent for Influenza A Virus Infection in Vitro and in Vivo），Jian-Ping Dai, Li-Qi Wu, Rui Li, Xiang-Feng Zhao, Qian-Ying Wan, Xiao-Xuan Chen, Wei-Zhong Li, Ge-Fei Wang et Kang-Sheng Li, *Antimicrobial Agents*

and Chemotherapy, juillet 2013. 請 參 考 網 站：www.researchgate.
net/institution/Shantou_University/department/Department_of_
Microbiology_and_Immunology/ publications?nav=overview.

荊 芥

荊芥（法文 Cataire，學名 Nepeta cataria L.）屬於地中海盆
地植物（最早應該來自埃及），但今日在全歐洲、中東以及美洲都
可以見到蹤跡。植株高度中等（約 1 公尺），荊芥喜歡長在多山地
區（海拔可至 1,500 公尺）多石乾燥土壤的小徑旁。此芳香植物（唇
形科）長著心型帶絨毛的葉片，散發出混合了檸檬與薄荷腦的氣息。

荊芥的拉丁文名字源自 Nepeti 這座城市，在古羅馬時期便大量
地種植了此種植物。荊芥的俗名與拉丁文學名都與貓有關，這是因
為它能引起貓科動物（除了家貓，還有美洲獅、野貓、猞猁與獅子）
的欣快反應，使牠們瘋狂地嗅聞、在地上打滾且到處摩擦，處於一
種極為興奮的狀態，就好像牠們聞到了性荷爾蒙。一般認為，貓科
會出現的這種現象，是因為嗅到荊芥中的某種天然生化分子：屬於
內酯類的荊芥內酯（Népétalactone）。因此，荊芥被稱為貓薄荷或貓
草，也就不足為奇了。不過，有意思的是荊芥雖然能讓貓科感覺興
奮，對人類卻有著安穩心情以及鎮痛的作用。

本精油是藉由水蒸氣蒸餾植物最上端的花朵萃取而來。

主要有效成分

－單萜醇占有 80%：牻牛兒醇（38-40%）、橙花醇（28-30%）、
香茅醇（18-20%）。

－內酯類：荊芥內酯（90%）。

主要適應症

　　主要效用是抗發炎、抗感染、抗病毒、抗細菌、安穩與鎮靜作用等等。

　　荊芥最常用來當作鎮痛劑，不過它也具有大範圍的抗感染效果。荊芥精油非常適合用來與其他精油混調，以形成更佳的協同作用。

　　欲進一步了解荊芥精油對於抗病毒、抗黴菌以及抗菌的效用，請參考以下文獻。

──〈土耳其藥用植物萃取物應用於抗菌與抗腫瘤的體外實驗〉（In vitro antibacterial and antitumor activities of some medicinal plant extracts, growing in Turkey），Yildirim A.B., Karakas F.P. et Turker A.U., *Asian Pac J. Trop. Med.*, août 2013, 6(8), 616-24. Doi: 10.1016/S1995-7645(13) 60106-6. 請參考網站：www.ncbi.nlm.nih.gov/pubmed/23790332. Copyright © 2013 Hainan Medical College. Publié par Elsevier B.V.

──〈荊芥萃取物作用於金黃色葡萄球菌的黏附力與酵素產生之效用〉（The effect of Nepeta cataria extract on adherence and enzyme production of Staphylococcus aureus），Nostro A., Cannatelli M.A., Crisafi G. et Alonzo V., *Int. J. Antimicrob. Agents*, décembre 2001, 18(6), 583-5. 請參考網站：www.ncbi.nlm.nih.gov/pubmed/11738 350.

岩玫瑰

　　岩玫瑰（法文 Ciste ladanifère，學名 Cistus ladaniferum）在法國也稱為 Labdanum 或 Ciste à gomme（意為樹脂岩玫瑰），為岩玫瑰屬灌木（高度 1-2 公尺），是地中海灌木林典型植物，雖然在科西嘉、克里特島、西班牙、摩洛哥與賽普勒斯都有生長，但仍以來自科西嘉的岩玫瑰精油的效用最為強大。岩玫瑰的生命力極為強韌：它是所謂的耐火植物（Pyrophyte），不僅耐火燒，即便是在大火過後也能快速地再生，甚至長得更旺。也有部分香水運用岩玫瑰精油，近似檀香與龍涎香，用來當作定香劑（岩玫瑰是少數帶有動物性氣息調性的植物）。

　　本精油是藉由水蒸氣蒸餾植物的葉子與小枝條（含有豐富勞丹醇，它帶香氣的樹脂具有療效）萃取而來。

主要有效成分

　　—單萜烯（10%）：α - 松油萜（50%）、樟烯（6%）等等。

　　—單萜醇（10%）。

　　—酮類（10%）。

　　—倍半萜醇（6%）等。

主要適應症

　　岩玫瑰精油的主要特性是抗細菌、抗病毒以及抗感染（尤其是小兒疾病，如水痘、猩紅熱、麻疹等等），另外還具有激勵神經與免疫系統的效果，它更擁有優異的止血能力：處理開放性傷口是岩玫瑰精油的拿手好戲（比如刀傷、焦痂切除、潰瘍、出血的傷口等等）。這也是唯一能在開放傷口上滴上幾滴，以進行消毒或是促進

傷口癒合的精油。一般而言，岩玫瑰精油是皮膚遇到緊急情況時的最佳良伴。

　　欲進一步了解岩玫瑰精油對於抗病毒、抗黴菌以及抗菌的效用，請參考以下文獻。

—〈岩玫瑰精油的萜醇分子對抗藥性超強的產氣腸桿菌 EA289 菌株的可能效用〉（Susceptibility of the multi-drug resistant strain of Enterobacter aerogenes EA289 to the terpene alcohols from Cistus ladaniferus essential oil），Guinoiseau E., Lorenzi V., Luciani A., Tomi F., Casanova J. et Berti L., *Nat Prod Commun.*, août 2011, 6(8), 1159-62. 請參考網站：www.ncbi.nlm.nih.gov/pubmed/21922926.

—〈岩玫瑰揮發性油抑制伯氏疏螺旋體生長的體外實驗〉（Growth inhibiting activity of volatile oil from Cistus creticus L. against Borrelia burgdorferi s.s. in vitro），Hutschenreuther A., Birkemeyer C., Grötzinger K., Straubinger R.K. et Rauwald H.W. *Pharmazie*, avril 2010, 65(4), 290-5. 請參考網站：www.ncbi.nlm.nih.gov/pubmed/20432627?dopt=Abstract.

—〈科西嘉精油的抗菌性作用〉（Antibacterial Action of Essential Oils from Corsica），Paul-Georges Rossi, Liliane Berti, Jean Panighi, Anne Luciani, Jacques Maury, Alain Muselli, Dominique de Rocca Serra, Marcelle Gonny, et Jean-Michel Bolla, *Journal of Essential Oil Research*, 19(2) 2007. 請參考網站：www.catalogue2.biblio.enp.edu.dz/index.php?lvl=author_seeetid=50399.

檸　檬

　　屬於芸香科的**檸檬（法文 Citron，學名 Citrus limonum）**樹體型不特大（野生體型偏小，種植的可以高達 5 公尺），在地中海氣候區常見栽種。葉子深綠色，其中會開出小白花，接著在 10-12 個月之後，會開出深綠色果實，並隨著果實長大，果實開始轉黃。檸檬樹每年可多次結果，而且產量不小。

　　有個說法是，檸檬是枸櫞、萊姆與柚子之間自然雜交後的產物，來自喜馬拉雅山區，介於印度與中國之間。檸檬直到 11 世紀才引入西方，當時是中世紀的阿拉伯商人，經由海上香料之路將它引進西班牙。此外，十字軍東征後從聖地返回的騎士也促成檸檬在歐洲的傳布。

　　檸檬精油的萃取，多數是在榨完果汁之後，以冷壓果皮的方式萃取而來。以嚴謹的定義而言，它並非是真正的精油，而是「精華」（Essence）。不過，為了溝通上的方便，柳橙、克萊蒙橙（Clémentine）以及泰國青檸（Combava）等的精華，我們仍舊以精油稱之。

主要有效成分

　　—單萜烯（92-95%）：檸檬烯（60-75%）、β - 松油萜（8-12%）、γ - 萜品烯（8-10%）等等。

　　—單萜烯醛（2-3%）：牻牛兒醛、橙花醛、檸檬醛（這幾種與滋味有關）、香茅醛等等。

主要適應症

　　檸檬精油具有抗細菌、抗病毒（與其他精油協同作用）、抗黴

菌、振奮、激勵消化道、助排氣、開胃、淨化與與空氣殺菌等等功效。

　　與抗感染（尤其是抗病毒）的處方一起協同作用時，檸檬精油可以減少其他會刺激黏膜的精油之強烈感，也可以避免此處方可能帶來的肝毒性。當感染症狀發生時（尤其當病患是兒童），可以想到使用檸檬精油，此外噁心想吐（化療造成的也可以）、身體處於恢復期、大腦或是消化系統疲累、肝腎系統運作不順都可以運用；甚至是傳染病流行期，也能用以消毒病患常常會出入的空間（以擴香方式淨化空氣）。

　　欲進一步了解檸檬精油（應該說是檸檬精華）對於抗病毒、抗黴菌以及抗菌的效用，請參考以下文獻。

—〈指狀青黴的甾醇 -14- 去甲基酶的新變異與咪鮮胺殺真菌劑產生抗藥性之關聯〉（Novel mutations in CYP51B from Penicillium digitatum involved in prochloraz resistance），Wang J., Yu J., Liu J., Yuan Y., Li N., He M., Qi T., Hui G., Xiong L. et Liu D., *J. Microbiol.*, août 2014. 請參考網站：www.ncbi.nlm.nih.gov/pubmed/25085733.

—〈以柑橘類萃取噴霧減少水中與土壤中的退伍軍人桿菌〉（The reduction of Legionella spp. in water and in soil by a citrus plant extract vapour），Laird K., Kurzbach E., Score J., Tejpal J., Chi Tangyie G. et Phillips C., *Appl. Environ Microbiol.*, 25 juillet 2014. Pii: AEM.01275-14. 請參考網站：www.ncbi.nlm.nih.gov/pubmed/25063652.

—〈檸檬與苦橙精油作用在生物薄膜上的抗微生物效用〉（The antimicrobial effects of Citrus limonum and Citrus aurantium essential oils on multi-species biofilms），Oliveira S.A., Zambrana J.R., Iorio F.B., Pereira C.A. et Jorge A.O., *Braz Oral Res.*, janvier-février 2014, 28(1), 22-7. 請參考網站：www.ncbi.nlm.nih.gov/pubmed/25000605.

芫荽

　　芫荽（法文 Coriandre，學名 Coriandrum sativum）的法文字源是希臘文的 Koris：臭蟲的意思。這影射的是芫荽果實被壓碎的氣味，但其實大多數人並不覺得難聞。不過芫荽的植株莖葉本身與其尚未成熟的果實就不是那麼討人喜愛了。至於脫離植株的成熟果實則會散發出近似麝香的怡人氣息。

　　芫荽的莖部帶有條紋，整體高度約 60 公分（屬繖形科），葉片帶有光澤，開小白花。芫荽非常適應地中海型氣候，喜愛陽光與乾燥的土壤。其實，兩千年前的中國就已經知道使用芫荽，甚至《聖經》也有記載，希臘與羅馬人也是愛用者，自中世紀起，芫荽也被列為能夠催情的材料之一。

　　本精油是藉由水蒸氣蒸餾植物的成熟果實與種子（大小近似胡椒粒）萃取而來。

主要有效成分

　　—單萜醇（可達 80%）：沉香醇、芫荽醇、牻牛兒醇等等。

　　—單萜烯（10-20%）：檸檬烯等。

　　—酮類（1-10%）：如樟腦等。

主要適應症

芫荽精油的主要特性是抗細菌、抗病毒（尤其是帶狀皰疹）、抗黴菌、能激勵消化道與抗痙攣等等。

整體而言，本精油具有激勵與帶來欣快感的特質，對消化系統具有全面性的好處，尤其當發生發酵性小腸結腸炎以及其他消化系統的感染症狀時，都可以運用芫荽精油。

欲進一步了解芫荽精油對於抗病毒、抗黴菌以及抗菌的效用，請參考以下文獻。

—〈芫荽果實精油的抗黴菌效用、毒性以及化學組成〉（Antifungal activity, toxicity and chemical composition of the essential oil of Coriandrum sativum L. fruits），Soares B.V., Morais S.M., dos Santos Fontenelle R.O., Queiroz V.A., Vila-Nova N.S., Pereira C.M., Brito E.S., Neto M.A., Brito E.H., Cavalcante C.S., Castelo-Branco D.S. et Rocha M.F., *Molecules*, juillet 2012, 17(7), 8439-48. Doi: 10.3390/molecules17078439. 請參考網站：www.ncbi.nlm.nih.gov/pubmed/22785271.

—〈以芫荽油與慣行抗生素的協同效用對抗鮑氏不動桿菌〉（Synergistic activity of coriander oil and conventional antibiotics against Acinetobacter baumannii），Duarte A., Ferreira S., Silva F. et Domingues F.C., *Phytomedicine*, 15 février 2012, 19(3-4):236-8. Doi: 10.1016/j.phymed.2011.11.010. Epub 11 janvier 2012. 請參考網站：www.ncbi.nlm.nih.gov/pubmed/22240078.

龍 艾

龍艾（法文 Estragon，學名 Artemisia dracunculus）最早源自

俄羅斯（西伯利亞地區）、西亞以及喜馬拉雅山地區，屬菊科，是長成小灌木型態的芳香植物。在法國，因帶有八角的辛香氣息而為多數人所喜愛。13 世紀時，由摩爾人時期的西班牙阿拉伯人（他們當時稱龍艾為 Tharkoum，「遠方」的意思）以及征戰後返回歐洲的十字軍引入歐洲。

龍艾除了有「菜園艾蒿」的綽號，也被稱為「龍草」或「蛇草」，因自古以來就被當作「解毒劑」：此因其修長的葉片形狀像蛇，而民間傳統上也認為它可以治療有毒動物咬傷，例如蛇類。龍艾只有生長在炎熱氣候區才會開花。自龍艾的葉片與花朵萃取出來的精油其實相當接近甜羅勒（Ocimum basilicum）。芳療學家米歇爾・富空[6]指出：以心理情緒層面的觀點來看，甜羅勒精油比較適合理想性與詩人性格者使用，比較具有內向性質；龍艾則適合情緒易怒與易躁者，這些人心裡常常餘恨未消……。

本精油是藉由水蒸氣蒸餾植物的葉片以及開花的上端枝條萃取而來。

主要有效成分

　　—醚類（可達 75%）：包括甲醚、甲基醚蔞葉酚、龍艾腦等等。
　　—單萜烯：順式羅勒烯（5-7%）、反式羅勒烯（7-9%）等等。

主要適應症

龍艾精油的主要特性是抗發炎、抗病毒、抗過敏、腸道殺菌、抗感染以及抗細菌等等。

本精油對付消化系統的感染症狀特別有效，益處包括健胃、開

6　此說法出自米歇爾・富空的著作《科學與醫療性芳香療法》。

胃、助排氣與以及和緩發炎性腸胃炎，它甚至有助激勵情緒與抗壓。

　　欲進一步了解龍艾精油對於抗病毒、抗黴菌以及抗菌的效用，請參考以下文獻。似乎目前可以找到的相關文獻，其實都是與龍艾具有親緣關係的黃花蒿（Artemisia annua，源自俄羅斯）以及細葉山艾（Artemisia morrisonensis，源自中國）有關，三篇文獻如下：

—〈黃花蒿精油：具有多種抗微生物效用的優良成分〉（Essential Oil of Artemisia annua L.: An Extraordinary Component with Numerous Antimicrobial Properties），Bilia A.R., Santomauro F., Sacco C., Bergonzi M.C. et Donato R., *Evid. Based Complement Alternat.*, Med. 2014:159819. Doi: 10.1155/2014/159819. 請參考網站：www.ncbi.nlm.nih.gov/ pubmed/24799936.

—〈以黃花蒿與茴香治療嚴重感染艾美耳球蟲的雞群〉（Effects of Artemisia annua and Foeniculum vulgare on chickens highly infected with Eimeria tenella (phylum Apicomplexa)），Dr. gan L., Györke A., Ferreira J.F., Pop I.A., Dunca I., Dr. gan M., Mircean V., Dan I. et Cozma V., *Acta Vet. Scand.*, 15 avril 2014, 56, 22. Doi: 10.1186/1751-0147-56-22. 請參考網站：www.ncbi.nlm.nih.gov/pubmed/24731599.

—〈以細葉山艾分離出的抗病毒化學物質對抗 B 型肝炎病毒的體外實驗〉（Antiviral activity of chemical compound isolated from Artemisia morrisonensis against hepatitis B virus in vitro），Huang T.J., Liu S.H., Kuo Y.C., Chen C.W. et Chou S.C., *Antiviral Res.*, janvier 2014, 101, 97-104. Doi: 10.1016/j.antiviral.2013.11.007. 請參考網站：www.www.ncbi.nlm.nih.gov/pubmed/24269476.

澳洲尤加利、藍膠尤加利

　　屬於桃金孃科的尤加利家族囊括了將近 190 個品種，其中大約 15 種具有療效，也在傳統療法裡受到廣泛使用。**澳洲尤加利（法文 Eucalyptus radié，學名 Eucalyptus radiata）**顧名思義源自澳洲，可以是小灌木，也可以長成有明顯枝幹的大樹。具有親緣關係的**藍膠尤加利（法文 Eucalyptus globuleux，學名 Eucalyptus globulus）**，樹形較高大（30-100 公尺），也同樣原產於澳洲，目前在中國與歐洲（西班牙與葡萄牙等）可見其蹤跡。澳洲尤加利與藍膠尤加利都具有吸收地下水的強大能耐，常常種植在沼澤地帶以去除濕氣。因此原因，許多衛生條件欠佳的地區也愛種植這兩種尤加利，以其淨化作用減少蚊蟲滋生，有利對抗瘧疾等疾病。

　　這兩種尤加利精油性質相近，也可以相輔相成產生更強大的協同作用，是藉由水蒸氣蒸餾植物的葉片以及枝條末段萃取而來。

主要有效成分

　　—澳洲尤加利：氧化物類（1,8- 桉油醇：60-80%），單萜醇類：10-13%（α- 萜品醇等），單萜烯：5-10%（α- 松油萜、檜烯等）……。

　　—藍膠尤加利：氧化物類（1,8- 桉油醇：65-80%），單萜烯：18%（α- 松油萜、β- 松油萜），倍半萜醇：5%、酯類：6%，等等。

主要適應症

　　—澳洲尤加利：有助止咳、排除黏液、抗病毒、激勵免疫系統、

抗細菌、抗發炎等等。若遇到支氣管炎、哮喘性支氣管炎、鼻竇炎、流行性感冒、一般感冒或是病毒性疾病大流行，都可以用澳洲尤加利精油來對付。

—藍膠尤加利：特性有抗病毒、激勵免疫系統、抗微生物、抗黴菌、抗發炎、排除以及溶解黏液（效果比澳洲尤加利強）、解除支氣管痙攣、退燒，可消除明顯的支氣管肺部問題、乾燥氣管黏液（效果比澳洲尤加利強）等等。若有支氣管炎、支氣管與肺部疾患、咳嗽、哮喘、流行性感冒、咽炎、喉炎、鼻炎、耳炎，都可運用本精油。

　　如上可見，這兩款精油幾乎可以處理所有與耳鼻喉部位與呼吸系統的問題（上呼吸道使用澳洲尤加利，下呼吸道使用藍膠尤加利）。因此，我們可以同時運用這兩種精油，以達到治療與和緩症狀的良好協同效果。

　　這裡也順道介紹**隱酮多苞葉尤加利（法文 Eucalyptus à cryptone，學名 Eucalyptus polybractea cryptoniferum）**，同樣源自澳洲，目前也分佈在科西嘉與摩洛哥。它也被稱為「小茴香尤加利」，因其香氣有明顯香料調性，且顏色帶深橘紅色。它的分子化學類型與其他尤加利不同，組成如下：

—單萜烯：對繖花烴（35-40%）、α-松油萜（3-4%）、β-松油萜（3-4%）。

—單萜醇：萜品烯-4-醇（3-4%）。

—倍半萜醇：桉油烯醇（10-12%）。

—酮類：隱酮（7-9%）。

—氧化物類：1,8-桉油醇（3-5%）。

以上的化學成分使隱酮多苞葉尤加利精油具有抗病毒、抗細菌、助傷口癒合、消除黏液、消除前列腺阻塞的作用；此外，對病毒性女性性器官以及尿道的感染，像是膀胱炎以及尿道炎等，本精油可助一臂之力。

注意事項：使用隱酮多苞葉尤加利精油的注意事項較多，請先諮詢過專業芳療師或是受過相關訓練的醫師的意見。

欲進一步了解尤加利精油對於抗病毒、抗黴菌以及抗菌的效用，請參考以下文獻。

— 〈以各種尤加利精油的特定成分對抗具多重抗藥性的細菌病原〉（Antibacterial activity of essential oils from Eucalyptus and of selected components against multidrug-resistant bacterial pathogens），Mulyaningsih S., Sporer F., Reichling J. et Wink M., *Pharm Biol.*, septembre 2011, 49(9), 893-9. Doi: 10.3109/1388 0209.2011.553625. 請參考網站：www.ncbi.nlm.nih.gov/pubmed/ 21591991.

— 〈以幾種常用藥用植物的萃取物對抗金黃色葡萄球菌的對照比較〉（A comparison of the anti-Staphylococcus aureus activity of extracts from commonly used medicinal plants），Snowden R., Harrington H., Morrill K., Jeane L., Garrity J., Orian M., Lopez E., Rezaie S., Hassberger K., Familoni D., Moore J., Virdee K., Albornoz-Sanchez L., Walker M., Cavins J., Russell T., Guse E., Reker M., Tschudy O., Wolf J., True T., Ukaegbu O., Ahaghotu E., Jones A., Polanco S., Rochon Y., Waters R. et Langland J., *J. Altern. Complement Med.*, mai 2014, 20(5), 375-82. Doi: 10.1089/acm.2013.0036. 請參考網站：www.ncbi. nlm.nih.gov/pubmed/24635487.

—〈胡椒薄荷與尤加利精油對於激勵雞群免疫力之研究〉
（Immunostimulant effects of essential oils of peppermint and
eucalyptus in chickens），Awaad M.H.H., Abdel-Alim G.A., Sayed
K.S.S., Kawkab A., Nada A.A., Metwalli A.S.Z., Alkhalaf A.N.,
Pakistan Veterinary Journal 2010, 30(2), p. 61-66. 請參考網站：
www.pvj.com.pk/pdf-files/30_2/61-66%20_978_.pdf.

—〈運用澳洲茶樹與尤加利精油對抗單純皰疹病毒的抗病毒效
用之細胞培養實驗〉（Antiviral activity of Australian tea tree oil and
eucalyptus oil against herpes simplex virus in cell culture），Schnitzler
P., Schon K. et Reichling J., *Pharmazie*, 2001. 56, 343-347. 請參考
網站：www.ncbi.nlm.nih.gov/pubmed/11338678.

丁香花苞

丁香樹其實有好幾個學名，如 Eugenia aromatica (L.) Baill.、
Eugenia caryophyllata Thunb. 或是 Eugenia caryophyllus (Spreng.) Bullock
et S.G. Harrison。丁香樹屬桃金孃科，樹高 15-20 公尺，葉片堅韌，
會開出帶些粉紅色澤的白色花朵。人們對丁香的首要興趣在於被稱
為「釘子」的未開花花苞（如何避免開花的技巧，這裡不做說明免
得冗長），**丁香花苞（法文 Girofle，學名 Caryophyllus aromaticus
l.）** 在摘下後會置於太陽下曬乾。

丁香源自摩鹿加群島，目前在坦尚尼亞的桑給巴爾島、馬達加
斯加、印尼也見種植。除印度兩大史詩之一的《羅摩衍那》（大約寫
於西元前 200 年）已見丁香的記載，甚至在西元前 1700 年的考古
學遺址也能找到其蹤跡：位於美索不達米亞地區的 Terqa 遺址，即
今日的敘利亞。許多人不愛其強勁的氣味，可能是因為它會讓人聯

想到看牙醫時的恐懼經驗（診所使用的抗菌藥水含有豐富的丁香成分）。

本精油是藉由水蒸氣蒸餾植物的花苞萃取而來。

主要有效成分

一酚類：丁香酚（70-85%）等。

一倍半萜烯：β-丁香油烴（4-15%）等。

主要適應症

丁香花苞精油在許多層面上都具有強效的抗細菌作用，其他特性還包括抗病毒、激勵免疫、抗黴菌、調節腸道菌叢、驅除腸道寄生蟲、抗發炎、鎮痛、口腔麻醉、牙科燒烙、整體的激勵作用與提高血壓。

當遇到以下病症時，丁香花苞精油就可以派上用場：輕重不一的消化系統毛病（拉肚子、痢疾等），細菌性與病毒性的各式感染如呼吸道（咽峽炎、咽炎、急性或慢性支氣管炎、哮喘性支氣管炎以及鼻竇炎等等），熱帶性疾病（痢疾、阿米巴病等），甚至帶狀皰疹、單純泡疹，或用以治療皮膚黴菌病以及寄生蟲等等。

欲進一步了解丁香花苞精油對於抗病毒、抗黴菌以及抗菌的效用，請參考以下文獻。

一〈以 21 種印度伐木用植物對抗能引起尿道感染的多重抗藥性細菌之研究〉（In Vitro antibacterial efficacy of 21 Indian timber-yielding plants against multidrug-resistant bacteria causing urinary tract infection），Mishra M.P. et Padhy R.N., *Osong Public Health Res. Perspect.*, décembre 2013, 4(6), 347-57. Doi: 10.1016/

j.phrp.2013.10.007. 請參考網站：www.ncbi.nlm.nih.gov/pubmed/
24524024.

—〈以萃取自植物的抗微生物成分快速抑制蛋殼上的腸道沙門
氏菌〉（Rapid inactivation of Salmonella Enteritidis on shell eggs by
plant-derived antimicrobials），Upadhyaya I., Upadhyay A.,
Kollanoor-Johny A., Baskaran S.A., Mooyottu S., Darre M.J.,
Venkitanarayanan K., *Poult Sci.*, décembre 2013, 92(12), 3228-35.
Doi: 10.3382/ps.2013-03126. 請參考網站：www.ncbi.nlm.nih.
gov/pubmed/24235233.

—〈丁香花苞精油的殺微生物效用分析〉（Microbicide activity of
clove essential oil (Eugenia caryophyllata)），Nuñez L., Aquino M.D.,
Braz. J. Microbiol., octobre 2012. 43(4), 1255-60. Doi: 10.1590/
S1517-83822012000400003. 請參考網站：www.ncbi.nlm.nih.gov/
pubmed/24031950.

月　桂

　　屬於樟科的本品種**月桂（法文 Laurier noble，學名 Laurus
nobilis）**也稱為阿波羅月桂、真正月桂與醬汁月桂（因它是唯一可
以食用的月桂，也在廚房裡當作調味聖品）；其他的月桂品種都帶
毒性。樹形美觀的月桂屬於雌雄異株（即分為公樹與母樹），能在
地中海盆地周遭（法國、摩洛哥、斯洛維尼亞等等）自然地生長，
樹高可達到 15 公尺。它所開出的白色小花能結出紫黑色的多果肉
小果實，內有橢圓形的果核。一年四季，人們都能採集到月桂葉加
以使用（尤其用在烹飪上）。

　　本精油是藉由水蒸氣蒸餾植物的葉片以及結果枝條萃取而來。

主要有效成分

—氧化物類（1,8- 桉油醇：30-70% 等）。

—單萜烯：19%（α- 松油萜、β- 松油萜）。

—單萜醇：15%（沉香醇、α- 萜品醇等）。

—酚類（丁香酚：3% 等）。

主要適應症

月桂葉的特性有抗細菌、抗病毒、激勵免疫系統、抗黴菌、能夠調節神經系統（交感與副交感神經）以及消化系統等等。

當你遇到以下疾病困擾時，可以請出月桂精油來幫忙，如支氣管炎、慢性鼻竇炎、流行感冒等等，甚至還能對抗皮膚、婦科以及消化道的黴菌病，以及病毒性肝炎、牙齦炎、口瘡、牙周病、關節炎、風濕性關節炎、肌肉攣縮等等。

欲進一步了解月桂精油對於抗病毒、抗黴菌以及抗菌的效用，請參考以下文獻。

—〈月桂葉萃取物的體外與活體實驗〉（In vitro and in vivo effects of Laurus nobilis L. leaf extracts），Kaurinovic B., Popovic M. et Vlaisavljevic S., *Molecules*, mai 2010, 15(5), 3378-90. Doi: 10.3390/molecules15053378. 請參考網站：www.ncbi.nlm.nih.gov/pubmed/20657487.

—〈月桂葉萃取物作用在老鼠上的抗腹瀉實驗〉（Antidiarrheal activity of Laurus nobilis L. leaf extract in rats），Qnais E.Y., Abdulla F.A., Kaddumi E.G. et Abdalla S.S., *J. Med. Food*, janvier 2012, 15(1), 51-7. Doi: 10.1089/jmf.2011.1707. 請參考網站：www.ncbi.nlm.

穗花薰衣草

　　屬於脣形科的薰衣草大家都非常熟悉了：我們在普羅旺斯可以看到許多薰衣草田，也能見到野生植株在烈陽下恣意生長。在野生狀態下，薰衣草在法國上普羅旺斯省附近 500-800 公尺海拔山區生長良好，甚至在 1,500 公尺處也能見到，因為它相當耐寒；目前薰衣草也種在平原地帶，但是品質較差（你看到的有可能是醒目薰衣草〔Lavandin〕）。

　　薰衣草呈現叢生狀態，莖幹簡單垂直，葉片呈現灰綠色，開淡紫色花朵，以穗狀花序開在筆直而修長的莖部上頭。

　　薰衣草家族之下其實有許多品種（因化學類型不同而存在多個亞種），這裡的主角**穗花薰衣草（法文 Lavande Aspic，學名 Lavandula spica L. – Latifolia）**因為具有抗病毒功效，故特別拿出來討論。

　　本精油是藉由水蒸氣蒸餾植物的整個植株萃取而來。

主要有效成分

　　—氧化物類（1,8- 桉油醇：20-35% 等）。

　　—單萜醇類：40%（沉香醇、萜品醇、龍腦等等）。

　　—酮類（10-20%）等。

主要適應症

　　穗花薰衣草精油的主要特性有抗病毒、中等的抗細菌能力、抗黴菌、激勵免疫系統以及皮膚的抗發炎作用（用於治療濕疹時有類

似皮質酮效果）等等。

　　穗花薰衣草精油除能快速地減輕與治療燒燙傷以及蚊蟲咬傷，在傳染病大流行期時也非常有用，它也能治療皮膚疾患（傷口、潰瘍、焦痂、牛皮癬、濕疹等等）、皮膚黴菌病（比如香港腳）、婦科疾病（如白色念珠菌），甚至是部分類型的關節疼痛（風濕性關節炎等）。

　　欲進一步了解穗花薰衣草精油對於抗病毒、抗黴菌以及抗菌的效用，請參考以下文獻。

—〈薰衣草精油的生物活性探討〉（Biological activities of lavender essential oil），Cavanagh H.M., Wilkinson J.M. *Phytother. Res.*, juin 2002, 16(4), 301-8. 請參考網站：www.ncbi.nlm.nih.gov/pubmed/12112282.

—〈薰衣草屬的歷史研究——真正薰衣草與穗花薰衣草的量化數值比較〉（Histological studies of the genus Lavandula. V. Section SPICA. Some comparative quantitative values for the leaves of Lavandula officinalis Chaix, L. latifolia Vill., and L. lanata Boiss），Bhatnagar J.K. et Dunn M.S., *Am. J. Pharm. Sci. Support Public Health.*, novembre 1961, 133, 387-94. 請參考網站：www.ncbi.nlm.nih.gov/pubmed/13868831.

麥盧卡

　　麥盧卡（法文 Manuka，學名 Leptospermum Scoparium）在原生地也稱為維多利亞、茶樹或是紐西蘭茶樹，長成高度約 3 公尺的小樹，屬桃金孃科。它所開的芬芳小白花與細小的葉片密集地

生在一起，且極為吸引蜜蜂！它也是極富盛名的麥盧卡蜂蜜的蜜源植物本尊（因麥盧卡含有比其他蜂蜜高出許多的非過氧化氫抗菌活性，因而具有高效的殺菌效果）。麥盧卡在紐西蘭、澳洲以及塔斯馬尼亞受到海洋性氣候影響的溫和氣候區，可以自然野生成長。

本精油是藉由水蒸氣蒸餾植物的葉片以及枝條萃取而來，麥盧卡自古是毛利人的傳統醫病藥材，且已流傳好幾個世紀。

主要有效成分

—倍半萜烯 10-15%（Z-calaménène、bêta-sélinène、β-丁香油烴等等），環三酮類（Leptospermone、Isoleptospermone 以及四甲基異丁醯基環己三酮等等）。

—單萜烯：α-松油萜、β-松油萜、檸檬烯等等。

主要適應症

麥盧卡精油的主要特性包括抗細菌與病毒的感染、強力抗黴菌、環境空氣中的殺菌，甚至也有排除黏液的效果。

本精油具有強效抗感染的作用，能對抗各種病原體，可以有效對抗呼吸道感染（包括上、下呼吸道）、尿道與陰道感染、皮膚感染（如囊腫、水泡、潰瘍、單純泡疹以及小傷口等等），或是口腔與牙齒的感染（牙齦感染與發炎）。它也證明可以有效地對抗單純皰疹病毒第一型（HSV-1）與第二型（HSV-2），也具有強效的空氣殺菌效用。臨床研究還證明當麥盧卡精油與綠花白千層（Melaleuca quinquenervia cineolifera）精油一起使用時，效果更是加乘。

欲進一步了解麥盧卡精油對於抗病毒、抗黴菌以及抗菌的效用，請參考以下文獻。

—〈以富含三酮的麥盧卡精油對抗單純皰疹病毒一型與二型的體
外細胞實驗〉（Virucidal activity of a beta-triketone-rich essential oil
of Leptospermum scoparium (manuka oil) against HSV-1 and HSV-
2 in cell culture），Reichling J., Koch C., Stahl-Biskup E., Sojka C. et
Schnitzler P., *Planta Med.*, décembre 2005, 71(12), 1123-7. 請參考
網站：www.ncbi.nlm.nih.gov/pubmed/16395648.

—〈以麥盧卡精油對抗分離自犬隻的 Pseudintermedius 葡萄球
菌，以觀察其抗微生物效用與生物薄膜之生成的體外實驗〉
（In vitro efficacy of the essential oil from Leptospermum scoparium
(manuka) on antimicrobial susceptibility and biofilm formation in
Staphylococcus pseudintermedius isolates from dogs），Song C.Y.,
Nam E.H., Park S.H. et Hwang C.Y., *Vet. Dermatol.*, août 2013,
24(4), 404-8, e87. Doi: 10.1111/ vde.12045. 請參考網站：www.
ncbi.nlm.nih.gov/pubmed/23772881.

胡椒薄荷

屬於脣形科的**胡椒薄荷（法文 Menthe Poivrée，學名 Mentha
Piperita）**目前在全世界都可以找到，此因它的適應力極強。曾有
人說它來自於……英國！不過這基本上屬於戲謔英國人的說法，與
有人說薰衣草同樣來自英國的傳言一樣[7]。言歸正傳，其實胡椒薄荷
源自地中海周遭，是水薄荷（Mentha aquatica L.）與綠薄荷（Mentha
spicata 或 Mentha viridis）的雜交種。胡椒薄荷的植株矮小（約 80 公

7　在 1920 年代，英國香水暨化妝品公司 Yardley 的公關部門為了行銷旗下「英
　　國薰衣草」系列商品刻意釋放出來的錯誤訊息。

分），容易種植也容易繁衍成片：如你在花園裡種下一株，幾個月後它就會長滿整個花園。

本精油是藉由水蒸氣蒸餾胡椒薄荷的葉片萃取而來。

主要有效成分

—單萜醇：薄荷腦（35-55%）等。

—酮類：薄荷酮（20-30%）、順式薄荷酮、胡椒酮、胡薄荷酮等等。

—單萜烯（2-18%）：檸檬烯、檜烯、樟烯與松油萜。

—氧化物類（10%）：1,8-桉油醇等。

—酯類（11%）：乙酸薄荷酯等。

主要適應症

胡椒薄荷精油的特性包括殺菌、激勵免疫系統、抗黴菌、抗病毒（單純皰疹病毒第一型與第二型）、激勵身體機能與神經系統等等。此外，它對皮膚具有清涼與麻醉的效果；如果你受偏頭痛所困擾，可將此精油局部塗抹在太陽穴附近。

胡椒薄荷精油只限成人使用。根據傳染病學的研究，當有病毒侵入人體時，建議可將本精油與其他具有抗病毒與抗細菌特性的各種精油一起協同使用，以發揮更大效果。

欲進一步了解胡椒薄荷精油對於抗病毒、抗黴菌以及抗菌的效用，請參考以下文獻。

—〈以胡椒薄荷葉提取的粗萃取物治療受到曼森氏住血吸蟲感染的老鼠所呈現的免疫學與寄生蟲學特性〉（Immunological and parasitological parameters in Schistosoma mansoni-infected mice treated with crude extract from the leaves of Mentha x piperita L），

Dejani N.N., Souza L.C., Oliveira S.R., Neris D.M., Rodolpho J.M., Correia R.O., Rodrigues V., Sacramento L.V., Faccioli L.H., Afonso A. et Anibal F.F., *Immunobiology*, août 2014, 219(8), 627-32. Doi: 10.1016/j.imbio.2014.03.015. 請參考網站：www.ncbi.nlm.nih.gov/pubmed/24767421.

—〈胡椒薄荷精油的化學組成、抗黴菌與抗生物薄膜效用之研究〉（Chemical Composition, Antifungal and Antibiofilm Activities of the Essential Oil of Mentha piperita L.），Saharkhiz M.J., Motamedi M., Zomorodian K., Pakshir K., Miri R. et Hemyari K., *ISRN Pharm*, 2012; 718645. Doi: 10.5402/2012/718645. 請參考網站：www.ncbi.nlm.nih.gov/pubmed/23304561.

—〈以具有殺病毒能力的胡椒薄荷精油對抗有包膜的簡單皰疹病毒第一型與第二型之研究〉（Virucidal effect of peppermint oil Mentha piperita on the envelopped viruses herpes simplex virus type 1 and type 2 in vitro），Schuhmacher A., Reichling J. et Schnitzler P., *Phytomedicine*, 2003. 10, 504-510. 請參考網站：www.ncbi.nlm.nih.gov/pubmed/13678235.

綠花白千層

綠花白千層（法文 Niaouli，學名 Melaleuca quinquenervia）
源自新克里多尼亞島，屬桃金孃科，樹高約 15 公尺，今日也能在馬達加斯加、澳洲以及北美洲等地找到。它的葉片細長堅韌，一搓揉就釋放出鮮明香氣，黃色的花朵以及整體花序顯得長而尖。

本精油是藉由水蒸氣蒸餾植物的葉片萃取而來。

主要有效成分

—單萜烯氧化物類：1,8- 桉油醇（50-65%）等。

—單萜烯（20%）：α- 松油萜、β- 松油萜、檸檬烯、對繖花烴等等。

—單萜醇（9-14%）：α- 萜品醇等。

—倍半萜醇：綠花白千層醇（6-15%）、橙花叔醇（1-7%）等。

主要適應症

　　綠花白千層精油具有非常活躍的抗病毒能力，也能抗感染、抗細菌、抗黴菌、殺菌、抗發炎、抗寄生蟲等，還可以：對抗白色念珠菌感染、退燒、排除黏液、消除靜脈血管阻塞，並且與其他白千層屬植物一樣能夠防止放射線傷害（比如癌症治療）。臨床研究還證明當綠花白千層精油與麥盧卡（Leptospermum scoparium）精油一起使用時，效果更是加乘。

　　由於綠花白千層精油擁有超過一百種的生化組成，因而能處理的病症非常多元，有哪種微生物、病毒或是其他病原體能夠抵抗如此多元的生化組成的攻擊呢？對於陪伴緩和、治癒或是對抗病毒性肝炎、生殖器皰疹、帶狀皰疹以及瘧疾，本精油可說是不可或缺（單獨使用或是複方）；它對鼻竇炎、鼻炎、鼻咽炎與支氣管炎都有效，還能治療子宮頸發育不良、尿道炎、前列腺炎、胃炎、胃潰瘍、牛皮癬與受到感染的傷口等等，甚至可以對付動脈炎、冠狀動脈炎、靜脈曲張以及痔瘡等等，連肝功能不足、寄生蟲造成的小腸結腸炎，直到放射線治療所造成的局部皮膚病變都能避免。

　　欲進一步了解綠花白千層精油對於抗病毒、抗黴菌以及抗菌的

效用，請參考以下文獻。

—〈馬達加斯加植物精油的抗菌作用〉（Antibacterial action of essential oils extracted from Madagascar plants），Ramanoelina A.R., Terrom G.P., Bianchini J.P. et Coulanges P., *Arch Inst.*, Pasteur Madagascar. 1987; 53(1), 217-26. 請參考網站：www.ncbi.nlm.nih. gov/pubmed/3451708.

—〈β-三酮混合白千層屬精油的抗菌體外實驗評估〉（In vitro Evaluation of the Antibacterial Activity of b-Triketones Admixed to Melaleuca Oils），F. Christoph, P.-M. Kaulfers et StahlBiskup E., *Planta Med.* 2001; 67(8), 768-771. 請參考網站：www. ncbi.nlm. nih.gov/pubmed/11731927.

摩洛哥野馬鬱蘭

摩洛哥野馬鬱蘭（法文 Origan compact，學名 Origanum compactum） 這種芳香植物源自北非，在摩洛哥很常見到。植株高約 30-80 公分，屬脣形科的摩洛哥野馬鬱蘭喜愛生長在山區多陽的貧瘠坡地上。深綠色的葉片帶有強烈卻美味的味道。請不要將摩洛哥野馬鬱蘭與馬鬱蘭（Marjolaine）搞混，雖然它們有其相似之處。自古以來，摩洛哥野馬鬱蘭就在我們的廚房裡以及醫藥用途中扮演不可或缺的角色。

本精油是藉由水蒸氣蒸餾植物的葉片與花朵萃取而來。

主要有效成分

—酚類（60-70%）：主要是佳味酚以及百里酚等。

—單萜烯（25%）：α-松油萜、β-松油萜、月桂烯、γ-萜品

烯等等。

—酮類（樟腦等）。

—單萜醇（10%）：沉香醇、萜品烯-4-醇、α-萜品醇。

主要適應症

摩洛哥野馬鬱蘭精油在許多層面上都具有強效的抗感染作用，還具殺細菌（甚至能應付對抗生素具有抗藥性的病原體，若與前述所提的抗生素協同作用效果更是加倍）、抗黴菌、抗病毒、抗細菌與激勵免疫的效果，此外，它對人體具有整體的激勵與振奮效用（生理與心理情緒層面），也能激勵皮質分泌，還因其富含酚類組成物質（佳味酚以及百里酚）而具有抗氧化效果……。

本精油可以用來處理呼吸系統、消化與腸道系統、血液系統以及淋巴—神經節系統疾患，甚至連泌尿生殖系統它都能派上用場……。因此，只要遇到細菌、病毒或是寄生蟲感染，都可以拿出摩洛哥野馬鬱蘭精油對付，像是皮膚組織問題（癤子、黴菌、疥瘡、頭癬、膿腫），呼吸道問題（支氣管炎、咽峽炎、流感、鼻竇炎等等），尿道相關問題（腎炎、膀胱炎等），消化道問題（痢疾、阿米巴病、小腸結腸炎），淋巴神經節問題，生殖系統問題（子宮頸人類乳突病毒等），或是熱帶疾病（斑疹傷寒、瘧疾等），都可想到本精油。它其實具有激勵整體機能的效用，尤其是在處理極度虛弱或神經耗弱時，特別有用。

這裡也順帶一提同樣源自北非的**希臘野馬鬱蘭（Origanum heracleoticum）**。由於具有高量的酚類（40% 百里酚以及 40% 佳味酚），使它具有強大且大範圍的抗感染效用（能作用的範圍包括細菌、黴菌、病毒以及寄生蟲等等），希臘野馬鬱蘭精油還能抑制細菌繁殖（包含大腸桿菌 O157:H7 型、金黃色葡萄球菌以及李斯特

菌等等），此外本精油也具有整體的激勵與振奮效果。

　　欲進一步了解摩洛哥野馬鬱蘭精油對於抗病毒、抗黴菌以及抗菌的效用，請參考以下文獻。

—〈Zataria multiflora Boiss.、摩洛哥野馬鬱蘭、丁香花苞精油對抗大腸桿菌 O157:H7 型與貓杯狀病毒以及市售嫩葉生菜的內源性微生物叢的有效性比較分析〉（Comparative efficacy of Zataria multiflora Boiss., Origanum compactum and Eugenia caryophyllus essential oils against E. coli O157:H7, feline calicivirus and endogenous microbiota in commercial baby-leaf salads），Azizkhani M., Elizaquível P., Sánchez G., Selma M.V. et Aznar R., *Int. J. Food Microbiol.*, septembre 2013, 166(2), 249-55. Doi: 10.1016/j. ijfoodmicro.2013.07.020. 請參考網站：www.ncbi.nlm.nih.gov/pubmed/23973836.

—〈馬鬱蘭對抗瘧疾、抗氧化與抗細胞毒素的化學分析與評估〉（Oregano: chemical analysis and evaluation of its antimalarial, antioxidant, and cytotoxic activities），El Babili F., Bouajila J., Souchard J.P., Bertrand C., Bellvert F., Fouraste I., Moulis C. et Valentin A., *J. Food Sci.*, avril 2011; 76(3), C512-8. Doi: 10.1111/j.1750-3841.2011.02109.x. 請參考網站：www.ncbi.nlm.nih.gov/pubmed/21535822.

玫瑰草

　　屬於禾本科的**玫瑰草（法文 Palmarosa，學名 Cymbopogon martinii）**原生於南美（瓜地馬拉等）以及亞洲（印度與越南等），

它是一種可以長到 3 公尺高的芳香植物，以草叢的形式生長。我們只能在熱帶氣候區遇見玫瑰草。玫瑰草的俗名包括檸檬草、薑草或印度天竺葵，玫瑰草精油廣泛地運用在美容美妝上，用以處理皮膚問題，也有去除身體異味的功用。

本精油是藉由水蒸氣蒸餾植物的整個莖部與花朵萃取而來。

主要有效成分

—單萜醇：80-95%（牻牛兒醇 70-80%、沉香醇 2-3% 等）。

—酯類（10%）：主要是乙酸牻牛兒酯。

—單萜烯（1-2%）與倍半萜烯（β- 胡蘿蔔素等）。

—醛類（牻牛兒醛等）。

主要適應症

玫瑰草精油的特性有抗病毒、抗細菌、抗黴菌、激勵免疫系統與抗寄生蟲等等。

本精油能夠調節發汗，避免產生身體異味。它也是處理皮膚問題的最佳精油之一（如手足皸裂、濕疹、皮炎、青春痘、黴菌、蕁麻疹、牛皮癬、頭皮屑、皮脂分泌過多以及其他類型的感染）。對處理膀胱炎與鼻竇炎，玫瑰草精油也相當得心應手。當遇到皮膚與指甲黴菌（灰指甲）問題或是感染病盛行期，都可以想到本精油；它與抗生素共用時，也能產生更佳的協同效果。

欲進一步了解玫瑰草精油對於抗病毒、抗黴菌以及抗菌的效用，請參考以下文獻。

—〈以特選植物精油抑制分離自肉品的戀臭假單胞菌生長的抗微生物效果分析〉（Antimicrobial effects of selected plant essential oils

on the growth of a Pseudomonas putida strain isolated from meat），
Oussalah M., Caillet S., Saucier L. et Lacroix M., *Meat Sci.*, juin
2006; 73(2), 236-44. Doi: 10.1016/j.meatsci.2005.11.019. 請參考
網站：www.ncbi.nlm.nih.gov/pubmed/22062294.

— 〈玫瑰草精油作用於釀酒酵母的抗微生物作用〉（Antimicrobial
action of palmarosa oil (Cymbopogon martini) on Saccharomyces
cerevisiae），Anjali Prashar, Pauline Hili, Robert G. Veness et Christine
S. Evans, *Phytochemistry*, 63(5), juillet 2003, p. 569-575. 請參考此
網站：www.cat.inist.fr/?aModele=afficheN&cpsidt=14862455; 也可
參閱此網址：www.ncbi.nlm.nih.gov/pubmed/12809717.

桉油樟

**桉油樟（法文 Ravintsara，學名 Cinnamomum camphora CT
cinéole）**樹高 18-20 公尺，屬樟科，應該原生於日本以及台灣，在
13 世紀時，被外來移民移植至馬達加斯加島。桉油樟也稱為「假樟
樹」，喜歡生長在潮濕的森林裡，外型與法國的月桂樹有些相似。
桉油樟的木材香氣可以持續多年，有驅蟲（如蟎蟲）的效果；也因
此原因，長久以來被木箱製造業用來製作專門用以裝放皮草大衣的
木箱。桉油樟可以產生大量的精油，且植株各部位都能產出。

本書所指的抗病毒用桉油樟精油是藉由水蒸氣蒸餾植物葉片萃
取而來。

主要有效成分

—氧化物類：1,8- 桉油醇（50-60%）。
—單萜烯：18%（檜烯 6%、 α- 松油萜 4-5%、 β- 松油萜 2%、

對繖花烴 4% 等等）。

—單萜醇：5%（沉香醇、龍腦、側柏醇以及 1% 的 α - 萜品醇等等）。

—酯類（8%）。

—酮類：主要是微量的樟腦等。

主要適應症

桉油樟精油具有強大的抗病毒能力，此外還包括抗感染、抗細菌、抗黴菌、激勵免疫、溶解與排除黏液，也具激勵神經系統的效果等特性。

當病毒性傳染病大流行時期，桉油樟精油具有強大防護力：它可處理耳鼻喉以及呼吸道感染（流行性感冒以及支氣管炎等）、與澳洲尤加利精油（Eucalyptus radiata）以及綠花白千層精油（Melaleuca quinquenervia）協同使用時，可以處理生殖器官與消化道感染；此外，它能對付的還包括帶狀皰疹、單純皰疹、病毒性肝炎，甚至是神經痛與慢性風濕炎等等。

欲進一步了解桉油樟精油對於抗病毒、抗黴菌以及抗菌的效用，請參考以下文獻。

—〈以藥用植物的觀點看待新型抗病毒藥方〉（Novel antiviral agents: a medicinal plant perspective），Jassim S.A., Naji M.A., *J. Appl. Microbiol.*, 2003; 95(3), 412-27. 請參考網站：www.www.ncbi.nlm.nih.gov/pubmed/12911688.

—〈桉油樟萃取物的抗發炎與抗氧化體外實驗〉（In vitro anti-inflammatory and anti-oxidative effects of Cinnamomum camphora extracts），Hye Ja Lee, Eun-A Hyun, Weon Jong Yoon, Byung Hun

Kim, Man Hee Rhee, Hee Kyoung Kang, Jae Youl Cho et Eun Sook Yoo, *Journal of Ethnopharmacology*, 16 janvier 2006, 103(2), 208-216. 請參考網站：www.ncbi.nlm.nih.gov/pubmed/16182479.

—〈幾種尼泊爾樟科植物精油的生物活性與成分分析〉（Bioactivities and compositional analyses of Cinnamomum essential oils from Nepal: C. camphora, C. tamala, and C. glaucescens），Satyal P., Paudel P., Poudel A., Dosoky N.S., Pokharel K.K. et Setzer W.N., *Nat. Prod. Commun.*, décembre 2013; 8(12), 1777-84. 請參考網站：www.ncbi.nlm.nih.gov/pubmed/24555298.

冬季香薄荷

冬季香薄荷（法文 Sarriette des montagnes，學名 Satureja montana）也稱為驢子胡椒（普羅旺斯）、聖朱利安草以及小胡椒（瑞士）。其拉丁學名的屬名 Satureia 是希臘神話裡的羊男，屬於人世間的神，以豐沛的性能量著稱，此因冬季香薄荷具有生長茂盛繁衍不絕的能耐，故而被認為有催情的作用。

當作芳香植物而用於烹飪與醫療的香薄荷主要有兩種，都屬於脣形科香薄荷屬（風輪菜屬）：第一種是一般香薄荷（Satureja hortensis L.），第二種是冬季香薄荷，後者才是本書的討論核心。冬季香薄荷是生長於地中海氣候區的半灌木，原生地包括歐洲地中海區域（法國、西班牙、義大利與巴爾幹半島）、摩洛哥、一部分的中歐、小亞細亞以及近東（土耳其、敘利亞、黎巴嫩、巴勒斯坦）。

本精油是藉由水蒸氣蒸餾植物的開花枝條萃取而來。

主要有效成分

—單萜烯：50%（20% 對繖花烴、13% γ - 萜品烯、7% α - 萜品烯、3% α - 松油萜以及 3% 檜烯等等）。

—酚類：40%（35-45% 香荊芥酚、5-20% 百里酚以及丁香酚等等）。

—倍半萜烯：6% 等。

主要適應症

冬季香薄荷精油的主要特性是抗病毒、激勵免疫、廣泛性的抗菌效果、抗黴菌、抗寄生蟲、抗大腸桿菌、抗感染、全面性的激勵與振奮以及激勵消化系統運作等等。

當遇到下列情況時，可以使用本精油：病毒或細菌性肺部感染，尿道感染，寄生蟲或細菌性或黴菌引起的腸道感染症狀（阿米巴病、痢疾、腸炎、白色念珠菌感染），或是膀胱炎、尿道炎、前列腺炎等，甚至可用以對抗關節炎、多關節炎以及風濕性關節炎等等。

欲進一步了解冬季香薄荷精油對於抗病毒、抗黴菌以及抗菌的效用，請參考以下文獻。

—〈冬季香薄荷精油的抗細菌以及抗黴菌體外實驗〉（In vitro study of the antibacterial and antifungal activity of essence of Satureia montana L. (labiees)），Allegrini J., de Buochberg M.S. et Pellecuer J., *J. Pharm. Belg.*, mars 1974; 29(2), 137-44. 請參考網站：www.ncbi. nlm.nih.gov/

—〈幾種香薄荷精油的抗微生物活性研究〉（Antimicrobial Activity

of Some Satureja Essential Oils），Dilek Azaz, Fatih Demirci, Fatih Satıl, Mine Kürkçüo lu et Kemal Hüsnü Can Başer. Z., *Naturforsch.*, 57c, 817-821 (2002)。請參考網站：www.researchgate.net/publication/229533342_In_vitro_antimicrobial_activity_and_chemical_composition_of_some_Satureja_essential_oils.

— 〈西班牙冬季香薄荷精油對抗豬絞肉內的李斯特菌的抗菌效果研究〉（Antibacterial efficiency of Spanish Satureja montana essential oil against Listeria monocytogenes among natural flora in minced pork），Carramiñana J.J., Rota C., Burillo J. et Herrera A., *J. Food Prot.*, mars 2008; 71(3), 502-8。請參考網站：www.ncbi.nlm.nih.gov/pubmed/18389692.

茶　樹

　　1770 年左右，英國皇家海軍的庫克船長（Captain Cook）在澳洲發現當地原住民有種奇怪的習俗：他們將某種樹的葉片浸泡萃取後，成為一種棕色帶香料味的飲料，用以治療不同的感染性疾病。庫克稱這種樹為茶樹，因為這些「野人」將樹葉浸泡在熱水的樣子，就像英國人享用下午茶一樣。後來，庫克船長、隨船的植物學家班克斯（James Banks）以及奮進號全體船員在航海期間都開始有樣學樣，將帶有特殊香氣的茶樹樹葉浸泡成帶有香料調且飲來清心爽神的茶飲。

　　茶樹（法文 Tea Tree，學名 Melaleuca Alternifolia）屬於桃金孃科，又稱為互葉白千層，最早源自澳洲新南威爾斯州東北部、新喀里多尼亞以及馬達加斯加島。澳洲邦加沃賓地區（Bangawalbyn，在澳洲南部的皮詹加加土語中有醫治者之地的意思）的原住民在

過去幾千年來，會將具有療效的茶樹葉片摘下後加以搗碎，並混合泥巴使其成為敷劑以治療各種傷口以及感染病。遇到茶樹下有潭雨水坑裡佈滿許多茶樹樹葉以及枝條，且看來已經浸泡了一段時間，他們就會毫不猶豫地躺進去泡澡——就像法國人愛去溫泉療癒中心一般。

本精油是藉由水蒸氣蒸餾植物的新鮮葉片萃取而來。

主要有效成分

—單萜醇：45-50%（40-45% 萜品烯 -4- 醇等）。

—單萜烯：45%（20-25% γ - 萜品烯、5-13% α - 萜品烯、α - 松油萜、β - 松油萜、對繖花烴、檸檬烯等等）。

—氧化物類：3-5%（1,8- 桉油醇等）。

—倍半萜烯：4%。

—倍半萜醇（藍桉醇、綠花白千層醇等）。

主要適應症

茶樹精油對主要的感染性疾病都有些作用，其他特性還包括抗病毒、抗細菌、抗黴菌、抗寄生蟲、激勵免疫、改善體力衰弱、強心、增加靜脈壓、消除靜脈阻塞、激勵神經系統。此外也具有像其他桃金孃科植物精油（如綠花白千層）一樣的性質：可以照護受癌症放射性治療後的局部皮膚狀態。

茶樹精油的運用層面非常廣泛，比如口腔問題（口瘡、牙齦炎、口炎、膿漏等等），耳鼻喉以及呼吸道問題（咽炎、耳炎、鼻炎、鼻竇炎、支氣管炎等等），還能應付不同的感染症狀（如細菌性小腸結腸炎、白色念珠菌小腸結腸炎以及寄生蟲導致的小腸結腸炎），甚至是生殖器官感染（尿道炎、前列腺炎、外陰陰道炎或是

慢性白色念珠菌感染）與循環問題（如痔瘡與靜脈曲張等）。

　　欲進一步了解茶樹精油對於抗病毒、抗黴菌以及抗菌的效用，
請參考以下文獻。

　—〈以茶樹精油治療受埃文斯錐蟲感染的老鼠以觀察其壽命與
　　免疫反應之研究〉（Effect of tea tree oil (Melaleuca alternifolia) on
　　the longevity and immune response of rats infected by Trypanosoma
　　evansi），Baldissera M.D., Da Silva A.S., Oliveira C.B., Vaucher R.A.,
　　Santos R.C., Duarte T., Duarte M.M., França R.T., Lopes S.T., Raffin
　　R.P., Boligon A.A., Athayde M.L., Stefani L.M. et Monteiro S.G., *Res.*
　　Vet. Sci., juin 2014; 96(3), 501-6. Doi:10.1016/j.rvsc.2014.03.013.
　　請參考網站：www.ncbi.nlm.nih.gov/pubmed/24731531.

　—〈以茶樹濃縮萃取物抑制流感病毒入侵宿主細胞之體外實
　　驗〉（Melaleuca alternifolia concentrate inhibits in vitro entry of
　　influenza virus into host cells），Li X., Duan S., Chu C., Xu J., Zeng
　　G., Lam A.K., Zhou J., Yin Y., Fang D., Reynolds M.J., Gu H. et
　　Jiang L., *Molecules*, 9 août 2013; 18(8), 9550-66. Doi: 10.3390/
　　molecules18089550. 請參考網站：www.ncbi.nlm.nih.gov/pubmed/
　　23966077.

　—〈以含酒精或不含酒精的茶樹漱口液治療對氟康唑反應欠
　　佳的愛滋病患感染咽念珠菌之效果研究〉（Efficacy of alcohol-
　　based and alcohol-free melaleuca oral solution for the treatment of
　　fluconazole-refractory oropharyngeal candidiasis in patients with
　　AIDS），Vazquez J.A. et Zawawi A.A., *HIV Clin Trials*, septembre-
　　octobre 2002; 3(5), 379-85. 請參考網站：www.www.ncbi.nlm.nih.
　　gov/pubmed/12407487.

百里酚百里香

　　百里酚百里香（法文 Thym vulgaire à thymol，學名 Thymus vulgaris CT Thymoliferum）。百里香是脣形科的半灌木，型態矮小，是地中海灌木林裡常見的芳香植物，細小的葉片極為芬芳，所開的粉紅色小花是蜜蜂愛採的良好蜜源植物。沒有人知道百里香（普羅旺斯當地人稱它為 Farigoulette）何時開始於地中海周遭生長。

　　百里香有六、七個變種（如牻牛兒醇百里香、沉香醇百里香、側柏醇百里香等等），但與本書主題相關且在此特別介紹的則是百里酚的化學類型。自古以來，人們就知道百里香的醫療效果，因而不同時期不同部族的民俗傳統裡都將它融入日常生活裡，用於烹調、醫療、裝飾，或甚至令它帶有象徵性意義（在戰士的口袋裡放一小枝百里香，被認為可替他們帶來無畏的勇氣）。

　　百里酚百里香精油是藉由水蒸氣蒸餾植物的開花枝條萃取而來。

主要有效成分

　　—酚類：44%（42% 百里酚、2% 香荊芥酚）。

　　—單萜烯：35%（27% 對繖花烴、5% γ - 萜品醇等）。

　　—單萜醇：7%（3% 沉香醇以及 1% 的龍腦等）。

　　—倍半萜烯（5%）。

　　—酮類（1%）。

　　—醚類、酯類（1%）。

　　—醛類、氧化物類等。

主要適應症

　　百里酚百里香精油在廣泛層面上都具有強效抗感染的特性，此

外它還能殺細菌、激勵免疫與整體生理機能、排除黏液等等。

芳療學家米歇爾・富空提點我們，此精油實屬能讓整體機能處於和諧狀態的益生[8]精油：它能調節生理機能，只讓部分特定致病菌群得以存在，且可以促進依靠人體所產生廢物營生的有益腐生菌群之生長。

當遇上各種感染病流行時期的各種可致感染致病原，不管感染部位在哪，百里酚百里香精油都可以處理！

欲進一步了解百里酚百里香精油對於抗病毒、抗黴菌以及抗菌的效用，請參考以下文獻。

─〈以特選植物精油對抗分離自肉品的戀臭假單胞菌叢的抗菌效果分析〉（Antimicrobial effects of selected plant essential oils on the growth of a Pseudomonas putida strain isolated from meat），Oussalah M., Caillet S., Saucier L. et Lacroix M., *Meat Sci.*, juin 2006; 73(2), 236-44. Doi: 10.1016/j.meatsci.2005.11.019. 請參考網站：www.ncbi.nlm.nih.gov/pubmed/22062294.

─〈以百里酚抑制大腸桿菌與金黃色葡萄球菌附著於人類陰道細胞之分析〉（Thymol: Inhibitory activity on Escherichia coli and Staphylococcus aureus adhesion to human vaginal cells），Dal Sasso M., Culici M., Braga M.C., Guffanti M.E. et Mucci M., *The Journal of essential oil*, 2006, 18(4) 455-461. 請參考網站：www.cat.inist.fr/?aModele=afficheN&cpsidt=17996241.

─〈以掃描電子顯微鏡研究百里酚引起的白色念珠菌形態結構之改變〉（Morphostructural alterations of candida albicans induced

---

8 益生（Eubiotique）指有益生物，與抗生素（Antibiotique）的「抗生」恰好相反。

by thymol. A scanning electron microscopy study），Braga P.C., Culici M. et Dal Sasso M., 7th European Congress of Chemotherapy and Infection, Florence, 19-22 octobre 2005. 請參考網站：www.unboundmedicine.com/medline/citation/21660740/Thymol_induced_alterations_in_Candida_albicans_imaged_ by_atomic_force_microscopy.

主要抗病毒精油暨其主要成分表

　　本章節的最後，我幫大家整理了一張主要的抗病毒精油及其所含成分的大略表單，排名在較前面的精油以及成分都屬於較為「強烈」的類型。

—摩洛哥野馬鬱蘭精油 Origanum compactum：酚類（香荊芥酚）

—冬季香薄荷精油 Satureja montana：酚類（香荊芥酚）

—百里酚百里香精油 Thymus vulgaris thymoliferum：酚類（百里酚）

—錫蘭肉桂皮精油 Cinnamomum zeylanicum：醛類（肉桂醛）

—丁香花苞精油 Eugenia caryophyllata：酚類（丁香酚）

—錫蘭肉桂葉精油 Cinnamomum verum：酚類（丁香酚）

—熱帶羅勒精油 Ocimum basilicum：酚類—甲基醚（甲基醚蔞葉酚）

—玫瑰草精油 Cymbopogon martinii：單萜醇（牻牛兒醇）

—桉油樟精油 Cinnamomum camphora：氧化物類（1,8- 桉油醇）、單萜醇（萜品醇）

—花梨木精油 Aniba rosaeodora ou parviflora：單萜醇（沉香醇）

—芳樟精油 Cinnamomum camphora CT linalol：單萜醇（沉香醇）

—澳洲尤加利精油 Eucalyptus Radiata：氧化物類（1,8- 桉油醇）、

單萜醇（萜品醇）

—綠花白千層精油 Melaleuca viridiflora：氧化物類（1,8- 桉油醇）、單萜醇（萜品醇）、倍半萜醇（綠花白千層醇）

—茶樹精油 Melaleuca alternifolia：單萜烯（γ- 萜品烯）

—月桂精油 Laurus nobilis：單萜醇（沉香醇）、氧化物類（1,8- 桉油醇）

—藍膠尤加利精油 Eucalyptus globulus：氧化物類（1,8- 桉油醇）

—檸檬精油 Citrus limonum：單萜烯（檸檬烯）

第**4**章
治療各種疾病的
抗病毒精油配方

　　在閱讀本章之前，我必須做出重要的提醒：本書所指出的各種
疾病的症狀描述僅屬純粹的資訊性參考[1]。只有你的主治醫師或是小
兒科醫師[2]能夠針對你的個案給出最佳診斷。我所提出的精油配方，
能夠讓你在某種程度上避免過度倚賴對抗療法（Allopathie），尤其是
藥物濫用以及因而產生的後果。在現今化學性醫學的大量運用下，
對每名病患個案的醫療處置顯得過於標準化而缺少彈性。此外，使
用精油配方之前，絕對必須先經過醫師對症狀進行精確的診療後，

1　我已經在《21 世紀的一百種疾病之自然解方》（ *100 Maladies du XXIe siècle, solutions naturelles* ）一書中詳細討論過此觀點。
2　這裡所指的主治醫師最好是芳療師，或是經過醫療性芳香療法訓練過的人員。

才得以運用。

三種治療方式

精油的使用方式其實有數種。在遇到感染性疾病時，你可以運用以下建議的三種方式。

吞食與口服內用

由於精油對黏膜會造成刺激（也請記得，精油與水無法融合），所以要吞食或口服的話，應將精油和植物油、蜂蜜、龍舌蘭糖漿或是優酪乳一起混合後再為之──也可以直接吞食液態膠囊（Licaps）或植物油軟膠囊（Oléocapsules）：這類膠囊中含有一種或多種精油，精油含量經過精準調校，並與基底植物油混合。另一種體內吸收的方式是藥廠推出的精油配方陰道塞劑或是肛門栓劑。

液態膠囊

以我個人而言，我會建議當遇到本書所提及的感染性疾病時，可以運用力索維液態膠囊（Licaps Lysovir）[3]，本膠囊的組成足以應付相當廣泛的感染性疾病：它具有抗細菌、抗病毒、抗黴菌的特性，同時還能加強天然免疫能力。此液態膠囊就有如用以對抗病毒的天然生化武器，它能加強人體免疫力，調節腸道菌叢，削弱細菌、白色念珠菌、寄生蟲以及其他病原體，進而將它們完全剷除。此液態膠囊內含四種最能夠對抗病原體的精油：錫蘭肉桂精油 Cinnamomum verum、綠花白千層精油 Melaleuca quinquenervia、

3　相關資訊請參考 www.phyt-inov.com。

摩洛哥野馬鬱蘭精油 Origanum compactum 以及茶樹精油 Melaleuca alternifolia。

其他建議輔助使用

- 一力索精油噴霧（Lyso-spray）：容量 50ml（毫升）。此噴霧內含幾種特選精油，可將它噴在手帕或是口罩上頭。

- 一力索環境精油擴香劑（Lyso-home）：容量是 50ml 的家庭號。內含幾種特選精油，可用於家庭中在流感傳染期時，將之擴香以達淨化空氣的效果。另外也適合其他封閉環境，如展覽空間、房間、辦公室、學校、醫院診療間、小診所、等待間以及更衣室等等。

外用方式

精油可藉由皮膚滲透到人體內（此即外用吸收），我們可將精油融入按摩油或是軟膏後使用。若用於泡澡，可先將精油與一基底（如沐浴乳、洗髮精、蛋黃、全脂牛奶等）混合後，再將它融入熱水中。

植物油

本書所提到可用於皮膚上的精油，依其組成分析，在使用時都必須先與「乾性植物油」混合，這裡的「乾性」是指使用後摸起來很乾爽：質地比較液態，且可以很快被皮膚吸收，不會殘留油膩感；相對地，較為油膩的植物油用起來會讓皮膚泛出油光。觸感乾性的植物油在市面上不難找到，也對健康有益。

這類乾性植物油並不會散發出太強烈的氣息，依照你取得的難易程度而有不同的購油選擇：如荷荷芭油（Simmondsia chinensis）、

夏威夷堅果油（Macadamia ternifolia）、葡萄籽油（Vitis vinifera）、芝麻油（Sesamum indicum）以及榛果油（Corylus avellana）等等。

空氣擴香

擴香，指將精油擴散傳布到空氣中。擴香的方式有許多種，最穩當且有效率的方式是使用微粒子電子擴香器（Diffuseur électrique par microdiffusion），它可將純精油霧化成微粒子以飄散在空氣中。飄散在空氣中的新鮮精油微沫具有生物活性，除了能預防傳染病，還能對空氣、地板、家具以及衣物等進行消毒淨化：任何病原體都無法抵擋其淨化能力！擴香的同時，也能讓周遭的人呼吸到精油的芳香分子，以避免家庭內或是醫院內的感染，甚至能驅離會飛的昆蟲……。

針對抗病毒以及抗細菌所進行的殺菌性質精油擴香：

—擴香不能無限期的循環不間斷進行，每日約進行 3-5 次，每次約 10-15 分鐘。

—擴香時最好不要在封閉的室內進行（有些具有醫療特性的精油在劑量偏高時，會使人頭暈或是吸呼不順，尤其是小孩或身體虛弱者），或是在擴香時將門口敞開，讓空氣稍微流通。

—此類擴香，可計算約 30-40 滴為一天的量，可以只使用一種精油或是多種精油組成的複方。

用量計算：多少滴精油才成為 1 毫升（ml）？

依照精油種類不同，一毫升的精油量大約 20-35 滴。

質地較為黏稠的精油，約 20 滴可以成為 1 毫升。

質地較為流體的精油，約 35 滴可以成為 1 毫升。

為了方便你計算，我建議你參考幾個網站的快速計算方法，如以下這個網站：www.huiles-et-sens.com/calculs-aromather apie.php.

注意事項一

在下列的精油配方裡，我主要建議使用的是前面章節詳加介紹過的。然而，在某些感染性疾病裡，必須使用到非常特定的精油。這也是少部分配方裡所提到的精油，並未在前頭章節介紹的原因。至於植物油的狀況也是如此。前述已經詳介的精油屬於適合家常使用的抗病毒精油。

注意事項二

以下有些配方是讓藥劑師替你準備用的，因此在閱讀時，若遇到一些看起來「怪怪的」配方，那是因為它只是讓藥劑師（或芳療師）製作配方的概要指示。

—賦形基劑（Excipient, witepsol）：指讓精油能夠被陰道或肛門吸收的一種蠟劑。

治療每種疾病的精油配方

膿 腫

癰的配方請見 106 頁，癤的配方請見 118 頁。

膿腫是在局部的囊袋裡所累積的膿液，可以是表層或是深層的膿腫。起因為皮膚受到感染：人體免疫細胞與微生物征戰對抗後，會導致部分細胞壞死，就形成了膿。膿腫的表現特徵是：紅、熱、痛、腫（或水腫）。

兒童與成人皆適用配方

丁香花苞精油 Eugenia caryophyllus ⋯⋯⋯⋯⋯⋯⋯⋯⋯⋯⋯⋯ 1ml

穗花薰衣草精油 Lavandula latifolia CT cinéole ⋯⋯⋯⋯⋯⋯ 2ml

月桂精油 Laurus nobilis ⋯⋯⋯⋯⋯⋯⋯⋯⋯⋯⋯⋯⋯⋯⋯⋯⋯⋯ 1ml

茶樹精油 Melaleuca alternifolia ⋯⋯⋯⋯⋯⋯⋯⋯⋯⋯⋯⋯⋯⋯ 3ml

植物油 ⋯⋯⋯⋯⋯⋯⋯⋯⋯⋯⋯⋯⋯⋯⋯⋯⋯⋯⋯⋯⋯⋯⋯⋯⋯⋯ 3ml

→局部使用 1-2 滴，每日 5 次，整個療程 7 天。

成人適用配方

綠花白千層精油 Melaleuca quinquenervia CT cinéole ⋯⋯⋯ 4ml

穗花薰衣草精油 Lavandula latifolia CT cinéole ⋯⋯⋯⋯⋯⋯ 3ml

植物油 ⋯⋯⋯⋯⋯⋯⋯⋯⋯⋯⋯⋯⋯⋯⋯⋯⋯⋯⋯⋯⋯⋯⋯⋯⋯⋯ 3ml

→每日局部使用 3-4 次，直到膿腫消失。

阿米巴病

阿米巴病為熱帶國家相當常見的大腸寄生蟲感染疾病。大部分

受感染的人都未呈現症狀（即所謂健康帶原者）。疾病發作時的症狀常以慢性腹瀉表現，腹瀉程度可能相當嚴重。病原體是一種叫做阿米巴的原蟲（也稱為痢疾原蟲）。

內服配方

希臘野馬鬱蘭 Origanum heracleoticum 植物油

軟膠囊 ————————————————————— 50mg（毫克）

預防用：在可能受感染期間，每日早晚各服 1 粒，可在兩餐之間或是用餐時吞食。

治療用：一日 3 次，每次吞 3 顆膠囊，為期 1 星期。10 天之後再重複一次療程。

皮膚外用配方

隱酮多苞葉尤加利精油

　Eucalyptus polybractea CT cryptonifera ————————— 2ml

茶樹精油 Melaleuca alternifolia ————————————————— 6ml

丁香花苞精油 Eugenia caryophyllus ————————————— 2ml

榛果油 Corylus avellana ———————————————————————— 5ml

→每日早晚在肚皮上滴上 8-10 滴並稍加塗開按摩，總療程 3
星期。

咽峽炎

咽峽炎指咽部與扁桃腺受到感染，它可以自成一個疾病，也可以是其他感染性疾病的症狀之一。如果只把咽峽炎當作獨立的疾病看，其症狀相當容易判斷：發燒、吞嚥時產生疼痛感（吞嚥困難）以及咽部發炎。病毒性咽峽炎屬於良性發炎，細菌性咽峽炎就比較

棘手，必須趕緊處理。

內服配方

希臘野馬鬱蘭 Origanum heracleoticum 植物油軟膠囊 ———— 50mg
→每日 3 次，每次隨著餐點吞食 2 顆，持續 5 天。

吞食配方

茶樹精油 Melaleuca alternifolia ———————————————— 2ml
側柏醇百里香精油 Thymus CT thujanol ——————————— 3ml
→在 1 茶匙的蜂蜜上（或一顆方糖或一塊餅乾上）滴上 2 滴
複方精油，每日食用 3 次，直到症狀明顯改善。

肛門栓劑

綠花白千層精油 Melaleuca quinquenervia CT cinéole ———— 40mg
丁香花苞精油 Eugenia caryophyllus ———————————— 10mg
側柏醇百里香精油 Thymus CT thujanol ———————————— 30mg
→每顆調製好的蠟質賦形肛門栓劑重 2 公克。
→每天早晚使用 1 顆栓劑，為期 5 天。

癰

膿腫的配方請見 104 頁，癤的配方請見 118 頁。

癰（Anthrax, 如果是呼吸道受感染則稱為炭疽病）的起因為受
到炭疽桿菌（Bacillus anthracis）感染。癰是人畜共通疾病，家畜如
果出現癰，可以傳染給人類。癰的出現形式除了皮膚之外，還能感
染至腸胃道以及呼吸道。今日以皮膚的癰症最為常見，剛開始患處
會發癢，接著出現膿包，然後產生黑色焦痂。腸胃道的癰較為罕

見，會導致出血性下痢。呼吸道的炭疽病剛開始的症狀像感冒，隨後很快惡化，致命性相當高。如果皮膚上由許多癤形成了癰，此為葡萄球菌感染，這時需依賴抗生素治療。

印度藏茴香精油 Trachyspermum ammi ┄┄┄┄┄┄┄┄┄┄┄┄ 1ml

真正薰衣草精油 Lavandula angustifolia ┄┄┄┄┄┄┄┄┄┄┄┄ 1ml

茶樹精油 Melaleuca alternifolia ┄┄┄┄┄┄┄┄┄┄┄┄┄┄┄┄ 1ml

植物油 ┄┄┄┄┄┄┄┄┄┄┄┄┄┄┄┄┄┄┄┄┄┄┄┄┄┄┄┄┄┄┄ 2ml

→將以上 5ml 的複方精油配方塗抹在胸部以及背部，每日 3 次，為期 1 週。如果有需要，則繼續使用配方直到症狀明顯改善。

淋病

淋病是種感染性疾病，病源來自一種特別的微生物淋病雙球菌。淋病可以透過性行為傳染，受感染的器官為生殖與泌尿系統。它俗稱「熱尿病」：因為受感染的男性與女性在排尿時會感到一絲痛感（灼熱感），這是最常見的症狀；此外，男性的尿道分泌物會增加，女性則可能會出現月經量偏大。如果能快速地採取治療手段，其實不是什麼嚴重的疾病；然而若拖延治療期間，不管對男性或女性都可能會造成不可逆的不孕症。

隱酮多苞葉尤加利精油 Eucalyptus polybractea cryptoniferum ┄ 3ml

檀香精油 Santalum album ┄┄┄┄┄┄┄┄┄┄┄┄┄┄┄┄┄┄┄ 2ml

茶樹精油 Melaleuca alternifolia ┄┄┄┄┄┄┄┄┄┄┄┄┄┄┄┄ 2ml

植物油 ┄┄┄┄┄┄┄┄┄┄┄┄┄┄┄┄┄┄┄┄┄┄┄┄┄┄┄┄┄┄┄ 3ml

→將以上複方精油配方塗抹在下腹部以及下背部，每次 6-8 滴，每天 3 次，為期 7-10 天。

內服配方

每天服用力索維液態膠囊（Lysovir）8-12 顆，為期 8-10 天。

支氣管炎與氣管炎

當氣管與支氣管的黏膜發炎時，會導致氣管壁變厚、黏液分泌大增、能幫助排除黏液到體外的小纖毛失去作用；因此含有灰塵與微生物的黏液持續累積，接著引起咳嗽。此發炎現象可能很快地變得更為棘手，而出現發燒、咳嗽，且連帶使吐痰益顯費力。支氣管炎與氣管炎的最常見因素，來自細菌或是病毒感染，但成因也可能是過敏或是其他物理或化學的因素。

以下配方運用在 12-14 歲的孩童身上時，使用的精油比例必須減半。

患病初期或用於預防

藍膠尤加利精油 Eucalyptus globulus ⋯⋯⋯⋯⋯⋯⋯⋯⋯ 2ml

澳洲尤加利精油 Eucalyptus radiata ⋯⋯⋯⋯⋯⋯⋯⋯⋯ 3ml

綠花白千層精油 Melaleuca quinquenervia CT cineole ⋯⋯ 2ml

桉油樟精油 Cinnamomum camphora sb 1,8-cinéole ⋯⋯ 2ml

植物油 ⋯⋯⋯⋯⋯⋯⋯⋯⋯⋯⋯⋯⋯⋯⋯⋯⋯⋯⋯⋯ 5ml

→將以上精油配方用量大方地塗抹在胸部，每日 2-3 次，依據病況使用 5-10 天。

急症時

摩洛哥野馬鬱蘭精油 Origanum compactum ⋯⋯⋯⋯⋯ 1ml

桉油樟精油 Cinnamomum camphora sb 1,8-cinéole ⋯⋯ 4ml

澳洲尤加利精油 Eucalyptus radiata ⋯⋯⋯⋯⋯⋯⋯⋯⋯⋯ 2ml

綠花白千層精油 Melaleuca quinquenervia CT cineole ⋯⋯⋯ 3ml

植物油 ⋯⋯⋯⋯⋯⋯⋯⋯⋯⋯⋯⋯⋯⋯⋯⋯⋯⋯⋯⋯⋯⋯ 15ml

　→將以上精油配方在胸部與背部各滴上 10-15 滴，並加以塗
　　抹，每日 4 次直到症狀有明顯改善為止。

曲弓熱

　　曲弓熱（Chikungunya）是熱帶的病毒性傳染疾病，由帶有病原
體的埃及斑蚊傳染給人類，牠主要在白日叮人。由蚊子傳布的病毒
為阿爾發病毒屬（披衣病毒科），經由血液傳染。曲弓熱的病名來
自馬孔德方言（坦尚尼亞南部與莫三比克北部的班圖語的一種），
意思是「身體彎曲或蜷曲」，就像掉落的樹葉在乾燥後顯得捲曲的
意象。在法文裡，有「斷骨病」與「蜷曲病」的意思，因曲弓熱會
引起關節僵直並且極度疼痛的現象，而染病者也常會出現典型的身
體彎曲的姿態。並不只有人類會患上曲弓熱，猴子與其他動物也無
法避免。

　　在平均 2-12 天的潛伏期之後，症狀會開始顯現。曲弓熱的症狀
與流感近似：發燒、嚴重的關節疼痛（尤其是上肢）、肌肉極度痠
痛、皮膚發疹、肚子痛、噁心想吐以及極度疲倦。病況發展至中期
時，可能出現嚴重的神經系統併發症（尤其是嬰幼兒與老人）。自
確診日起，關節疼痛以及極度疲倦的感覺可能會持續好幾個月。即
便剛剛出現疑似症狀時，都應該即刻尋求醫師診治。

羅馬洋甘菊精油 Anthemis nobilis ⋯⋯⋯⋯⋯⋯⋯⋯⋯⋯⋯ 3ml

平鋪白珠精油 Gaultheria procumbens ⋯⋯⋯⋯⋯⋯⋯⋯⋯⋯ 3ml

真正薰衣草精油 Lavandula angustifolia ⋯⋯⋯⋯⋯⋯⋯⋯ 3ml

檸檬尤加利精油 Eucalyptus citriodora ⋯⋯⋯⋯⋯⋯⋯⋯⋯ 2ml

檸檬香茅精油 Cymbopogon citratus ⋯⋯⋯⋯⋯⋯⋯⋯⋯⋯ 4ml

胡椒薄荷精油 Mentha piperita ⋯⋯⋯⋯⋯⋯⋯⋯⋯⋯⋯ 3ml

山金車浸泡油 Arnica ⋯⋯⋯⋯⋯⋯⋯⋯⋯⋯⋯⋯⋯⋯ 30ml

→在關節疼痛處塗抹 5-7 滴以上精油配方，每日 3-5 次，直
到痊癒為止。

內服配方

每天服用力索維液態膠囊 8-12 顆，為期 8-10 天。

霍 亂

霍亂是由霍亂弧菌（Vibrio cholerae）引起的急性腸道感染症。
潛伏期很短：從不到一天到五天都有可能。由霍亂弧菌所產生的腸
毒素會導致大量水性腹瀉（無痛感），且有可能會很快地演變成急
性脫水，在沒有即時處置的情形下有可能導致死亡。在大部分的情
形下，嘔吐也是罹患霍亂可能會有的伴隨症狀。

內服配方

熱帶羅勒精油 Ocimum basilicum ssp basilicum ⋯⋯⋯⋯⋯ 20mg

冬季香薄荷精油 Satureja montana ⋯⋯⋯⋯⋯⋯⋯⋯⋯⋯ 30mg

摩洛哥野馬鬱蘭精油 Origanum compactum ⋯⋯⋯⋯⋯⋯ 20mg

→由藥師準備的賦形蠟劑精油配方：2 號膠囊

每日 4 次，每次吞 1 顆膠囊，療程 30 天。

→也可以每天服用力索維液態膠囊 8-12 顆，為期 8-10 天。

結腸炎

感染性腹瀉(旅遊者容易感染的熱帶國家腸胃炎)請參見113頁。

這裡要討論的是消化器官的管壁感染，此感染可以是部分或全面的：包括胃部、十二指腸、小腸、結腸、直腸與肛門。依據受感染器官的不同，病症也有不同的名稱：胃部以及小腸上段感染稱為腸胃炎、結腸感染就是結腸炎、結腸下段感染是乙狀結腸炎、直腸感染是直腸炎、肛門感染即是肛門炎。

內服配方

熱帶羅勒精油 Ocimum basilicum ssp basilicum ⋯⋯⋯⋯⋯⋯⋯⋯ 3ml

檸檬精油 Citrus limonum ⋯⋯⋯⋯⋯⋯⋯⋯⋯⋯⋯⋯⋯⋯⋯⋯⋯⋯⋯⋯ 3ml

胡椒薄荷精油 Mentha piperita ⋯⋯⋯⋯⋯⋯⋯⋯⋯⋯⋯⋯⋯⋯⋯⋯⋯ 2ml

→每日三餐前將以上精油配方 5 滴連同 1 茶匙的橄欖油一起吞下，療程 15 天。

冠狀病毒

SARS 相關配方請見 144 頁。

冠狀病毒（Coronavirus）是個大家族，內含許多不同的病毒，能夠導致人類患上不同的疾病，從普通感冒到 SARS，從呼吸道到消化系統感染，都可以是冠狀病毒的傑作。還能致使部分動物生病。

藍膠尤加利精油 Eucalyptus globulus ⋯⋯⋯⋯⋯⋯⋯⋯⋯⋯⋯⋯⋯ 3ml

澳洲尤加利精油 Eucalyptus radiata ⋯⋯⋯⋯⋯⋯⋯⋯⋯⋯⋯⋯⋯⋯ 3ml

月桂精油 Laurus nobilis ⋯⋯⋯⋯⋯⋯⋯⋯⋯⋯⋯⋯⋯⋯⋯⋯⋯⋯⋯⋯ 3ml

歐洲赤松精油 Pinus sylvestris ⋯⋯⋯⋯⋯⋯⋯⋯⋯⋯⋯⋯⋯⋯⋯⋯⋯ 3ml

摩洛哥野馬鬱蘭精油 Origanum compactum ⋯⋯⋯⋯⋯⋯⋯⋯⋯⋯ 4ml

瓊崖海棠油 calophylle inophylle ⋯⋯⋯⋯⋯⋯⋯⋯⋯⋯⋯⋯⋯⋯⋯ 34ml

→將以上精油配方各 10 滴，滴在胸前與後背加以按摩，一天 3 次，直到症狀明顯改善。

內服配方

也可以每天服用力索維液態膠囊 8-12 顆，為期 8-10 天。

膀胱炎

尿道感染問題請見 127 頁。

膀胱炎屬於發生於膀胱的急性局部尿道感染。九成的病例來自大腸桿菌感染，不過其他的細菌或是微生物也可能是肇因。大腸桿菌是消化道中天然存在的細菌，但當它侵入尿道，又往上入侵膀胱時，就會開始增生繁殖。膀胱炎的症狀是排尿次數增加、排尿疼痛，且每次尿量不多。

隱酮多苞葉尤加利精油 Eucalyptus polybractea cryptoniferum ⋯ 3ml

玫瑰草精油 Cymbopogon martinii ⋯⋯⋯⋯⋯⋯⋯⋯⋯⋯⋯⋯⋯ 2ml

冬季香薄荷精油 Satureja montana ⋯⋯⋯⋯⋯⋯⋯⋯⋯⋯⋯⋯ 1ml

檀香精油 Santalum album ⋯⋯⋯⋯⋯⋯⋯⋯⋯⋯⋯⋯⋯⋯⋯ 2ml

茶樹精油 Melaleuca alternifolia ⋯⋯⋯⋯⋯⋯⋯⋯⋯⋯⋯⋯⋯ 2ml

　→在下腹部以及下背部滴上 6-8 滴以上精油配方，每日 3 次加以按摩，療程 7-10 天。

內服配方

也可以每天服用力索維液態膠囊 8-12 顆，為期 8-10 天。

牙齒問題

所有牙齒相關問題，在此無法盡述，看牙醫以獲得明確的診斷以及後續治療是必須的。我謹在此提出兩個配方，它們可以囊括相當廣泛的牙齒口腔問題（如囊腫、口瘡、牙齦炎、口炎、牙周發炎

/ 牙周病等等）。

丁香花苞精油 Eugenia caryophyllus 1ml

月桂精油 Laurus nobilis 4ml

茶樹精油 Melaleuca alternifolia 2ml

側柏醇百里香精油 Thymus CT thujanol 3ml

→局部使用 2-3 滴，每日 5 次。

牙痛問題

比如蛀牙等引起的疼痛等等。

丁香花苞精油 Eugenia caryophyllus 1ml

胡椒薄荷精油 Mentha piperita 1ml

冬季香薄荷精油 Satureja montana 1ml

植物油 2ml

→將以上精油配方塗 2-3 滴在牙齦以及疼痛處的口腔內部臉頰上，每日 3-4 次。

感染性腹瀉

感染性腹瀉也稱作熱帶國家腸胃炎（Turista），致病原可能是病毒、細菌或是寄生蟲，它會導致人體處於疲累狀態、噁心想吐以及水便。腹瀉通常是症狀的一種，本身不是疾病。急性的感染性腹瀉往往只維持 1-2 天，通常不太嚴重，但腹瀉也可能與其他疾病有關。如果症狀持續，則必須找醫師就診。

平均而言，每人每年會遇上 3-5 次的急性腹瀉，長期腹瀉很罕見。如果腹瀉源於消化系統受到感染，那麼看醫生是必須的。當腹瀉的源頭經過醫師診過清楚了，則可以參考我以下提出的兩個特別有效的精油配方。

熱帶羅勒精油 Ocimum basilicum ssp basilicum ⋯⋯⋯⋯⋯⋯ 3ml

錫蘭肉桂皮精油 Cinnamomum verum ⋯⋯⋯⋯⋯⋯⋯⋯ 0.5ml

龍艾精油 Artemesia dracunculus ⋯⋯⋯⋯⋯⋯⋯⋯⋯⋯ 3ml

丁香花苞精油 Eugenia caryophyllus ⋯⋯⋯⋯⋯⋯⋯⋯⋯ 5ml

胡椒薄荷精油 Mentha piperita ⋯⋯⋯⋯⋯⋯⋯⋯⋯⋯⋯ 1ml

摩洛哥野馬鬱蘭精油 Origanum compactum ⋯⋯⋯⋯⋯⋯ 1ml

植物油 ⋯⋯⋯⋯⋯⋯⋯⋯⋯⋯⋯⋯⋯⋯⋯⋯⋯⋯⋯⋯⋯ 20ml

→將以上精油配方塗抹在下腹部並按摩，每次 8-10 滴，每
天 3-5 次，總療程 5 天。

吞食配方

印度藏茴香精油 Trachyspermum ammi ⋯⋯⋯⋯⋯⋯⋯⋯ 1ml

熱帶羅勒精油 Ocimum basilicum ssp basilicum ⋯⋯⋯⋯⋯ 3ml

中國肉桂精油 Cinnamomum cassia ⋯⋯⋯⋯⋯⋯⋯⋯⋯ 1ml

胡椒薄荷精油 Mentha piperita ⋯⋯⋯⋯⋯⋯⋯⋯⋯⋯⋯ 2ml

植物油 ⋯⋯⋯⋯⋯⋯⋯⋯⋯⋯⋯⋯⋯⋯⋯⋯⋯⋯⋯⋯⋯ 3ml

→在 1 茶匙的蜂蜜上（或一顆方糖或一塊餅乾上）滴上 2 滴
上述的精油配方，每日食用 4 次，直到症狀明顯改善。

痢　疾

感染性腹瀉請見 113 頁。

痢疾或痢疾性症候群指小腸受到感染，此感染有可能變得很嚴
重或是成為慢性痢疾。痢疾的症狀主要是頻繁性的腹瀉，有時會出
血，嚴重的話會有腹痛的現象。痢疾可能因不同的細菌（主要是曲
狀桿菌）或是寄生蟲（主要是赤痢變形蟲）感染所引起。在歐洲，
細菌性痢疾最為常見；經由內阿米巴屬的赤痢變形蟲感染的，以熱

帶國家為主。

內服配方

熱帶羅勒精油 Ocimum basilicum ssp basilicum ⋯⋯⋯⋯⋯⋯⋯ 20mg

中國肉桂精油 Cinnamomum cassia ⋯⋯⋯⋯⋯⋯⋯⋯⋯⋯⋯⋯ 20mg

冬季香薄荷精油 Satureja montana ⋯⋯⋯⋯⋯⋯⋯⋯⋯⋯⋯⋯⋯ 30mg

→由藥師準備的賦形蠟劑精油配方：2 號膠囊

每日 4 次，每次吞 1 顆膠囊，療程 10 天。

→也可以同時服用益生菌以及紅色蜂膠（每日 4 次，每次吞
2 粒膠囊）。

伊波拉病

病毒性出血熱請見 116 頁。

伊波拉病（以前又稱為伊波拉病毒出血熱）是由伊波拉病毒所
引起，常常會導致人類死亡。伊波拉病毒由野生動物傳染給人類，
之後又形成人際傳染。目前的平均致死率是 50%（致死率從過去的
幾場傳染病演變下來，已經從 25% 直升到 90%）。潛伏期 2-21 天
不等。被感染者未出現症狀時，並沒有傳染力。初期的症狀是突然
發燒所導致的倦怠、肌肉痠痛、頭痛與喉嚨痛，之後接續會出現嘔
吐、腹瀉、皮膚出疹子、肝腎功能不足所引起的症狀，在某些病例
還會出現內部與外部出血（如牙齦出血與糞便帶血）。患者的血液
實驗室分析也顯示白血球與血小板數量降低，以及肝臟酵素提高
（肝指數過高）。

內服配方

中國肉桂精油 Cinnamomum cassia ⋯⋯⋯⋯⋯⋯⋯⋯⋯⋯⋯⋯ **20mg**

義大利永久花精油 Helichrysum italicum ⋯⋯⋯⋯⋯⋯⋯⋯⋯⋯⋯ 30mg

側柏醇百里香精油 Thymus CT thujanol ⋯⋯⋯⋯⋯⋯⋯⋯⋯⋯⋯ 20mg

　　→由藥師準備的賦形蠟劑精油配方：2 號膠囊

　　　每日 4 次，每次吞食一顆膠囊，療程 30 天。

　　→也可以每天服用力索維液態膠囊 8-12 顆，為期 8-10 天。

病毒性出血熱

　　病毒性出血熱是一種由病毒引起的嚴重疾病，且常常會導致出血。這類疾病幾乎只在熱帶國家出現。這些病毒也可以透過人際傳染。病毒性出血熱有好幾種，如伊波拉出血熱、馬堡病毒出血熱（透過直接接觸傳染）、拉薩出血熱（經由動物糞便傳染）、登革熱（透過蚊蟲叮咬傳染）、黃熱病（透過蚊蟲叮咬傳染）、克里米亞—剛果出血熱（透過蝨子叮咬傳染）等等。

　　潛伏期（感染後到症狀開始出現期間）有數天之久。不同出血熱的症狀也都不太相同，但同樣會出現：整體身體機能的明顯改變、痙攣與麻痺、腹瀉、疼痛、發高燒、腎功能明顯不足、尿液與糞便帶血以及嘔吐等等。

內服配方

岩玫瑰精油 Cistus ladaniferus ⋯⋯⋯⋯⋯⋯⋯⋯⋯⋯⋯⋯⋯⋯ 30mg

義大利永久花精油 Helichrysum italicum ⋯⋯⋯⋯⋯⋯⋯⋯⋯⋯⋯ 30mg

龍腦百里香精油 Thymus satureoïdes ⋯⋯⋯⋯⋯⋯⋯⋯⋯⋯⋯⋯ 20mg

　　→由藥師準備的賦形蠟劑精油配方：2 號腸溶性膠囊

　　　每日 4 次，每次吞食一顆膠囊，療程 20-30 天。

黃熱病

　　黃熱病是由病毒引起的急性出血性疾病，藉由被病毒所感染的蚊子來傳布。黃熱病的「黃」字，是指部分病人會呈現黃疸的症狀。一旦感染，潛伏期為 3-6 天，之後的症狀期可以分為一或兩個階段。第一階段的急性期，通常會出現發燒、肌肉痠痛、打寒顫、胃口降低、噁心想吐。之後，大部分病人的症狀都會改善，且在 3-4 天後消失。然而仍會有 15% 的病人，會在第一階段症狀暫時舒緩後的24 小時內，出現更嚴重的第二階段症狀：出現高燒，且多個系統器官都會受到侵襲。病人會很快地出現黃疸且抱怨腹痛，連帶開始嘔吐。接著口腔、鼻腔、眼睛或是胃部開始出血。如果出血成真，便會在嘔吐物以及糞便裡看到血液。此時的腎功能也會開始下降。

吞食配方

　　檸檬精油（Citrus limonum, 其實指檸檬精華）⋯⋯⋯⋯⋯ 3ml

　　胡椒薄荷精油 Mentha piperita ⋯⋯⋯⋯⋯⋯⋯⋯⋯⋯ 3ml

　　龍腦百里香精油 Thymus satureoïdes ⋯⋯⋯⋯⋯⋯⋯⋯ 5ml

　　→將 6 滴以上精油配方滴入 1 茶匙的橄欖油後吞食，每日 3次（餐前），療程 15 天。

內服配方

　　檸檬精油（Citrus limonum, 其實指檸檬精華）⋯⋯⋯⋯⋯ 20mg

　　胡椒薄荷精油 Mentha piperita ⋯⋯⋯⋯⋯⋯⋯⋯⋯⋯ 30mg

　　龍腦百里香精油 Thymus satureoïdes ⋯⋯⋯⋯⋯⋯⋯⋯ 20mg

　　→由藥師準備的賦形蠟劑精油配方：2 號腸溶性膠囊

　　　每日 4 次，每次吞食 1 顆膠囊，療程 30 天。之後，暫停

一星期，然後再服用 15 天。

癤

膿腫相關請見 104 頁，癰相關請見 106 頁。

癤，是因皮脂毛囊底部深處受到細菌（絕大部分的情況是金黃色葡萄球菌）感染所引起。癤可說是疼痛感很高的大顆痘痘，剛開始顯得又紅又硬，接著開始出現白色膿頭。身體各處都可能出現癤，經過適當治療的話，通常可以在數天後痊癒。有時候，同一個地方會出現好幾處的癤：這就是癰，其實就是鄰近的多處皮脂毛囊受到感染而形成，好發處在上背部。

印度藏茴香精油 Trachyspermum ammi ⋯⋯⋯⋯⋯⋯⋯⋯⋯ 2ml
岩玫瑰精油 Cistus ladaniferus ⋯⋯⋯⋯⋯⋯⋯⋯⋯⋯⋯⋯ 2ml
真正薰衣草精油 Lavandula angustifolia ⋯⋯⋯⋯⋯⋯⋯⋯ 2ml
茶樹精油 Melaleuca alternifolia ⋯⋯⋯⋯⋯⋯⋯⋯⋯⋯⋯ 2ml
瓊崖海棠油 Calophylle inophylle ⋯⋯⋯⋯⋯⋯⋯⋯⋯⋯⋯ 2ml
→每天 3-4 次，每次將 2-3 滴的以上精油配方塗抹在癤的患處上，療程 1 星期。

吞食配方

茶樹精油 Melaleuca alternifolia ⋯⋯⋯⋯⋯⋯⋯⋯⋯⋯ 2.5ml
龍腦百里香精油 Thymus satureoïdes ⋯⋯⋯⋯⋯⋯⋯⋯ 2.5ml
→將 1-2 滴的以上精油配方滴在一小塊吐司上使其吸收，三餐之前吞食，療程 15 天。

疥瘡

疥瘡是由人疥蟎（Sarcoptes scabiei hominis）引起的皮膚感染性

疾病。此寄生蟲會在皮膚表面產卵：為達此目的，雌蟲會在皮膚上挖掘隧道以供產卵，此皮膚隧道痕跡有時肉眼可見。疥瘡不算太嚴重的疾病，但傳染力很強，且會導致皮膚極癢的症狀而讓患者感覺非常不舒服。

　　除了治療本身，生活上也有一些需要配合的措施，才能有效擺脫人疥蟎：患者接觸過的衣物、床單以及沙發套都必須以 60℃的水清洗；無法放入洗衣機的物品，可以用驅蟲產品處理。同時必須通知家人以及衛生單位，好採取防治措施，尤其是人多的場所更必須小心（如學校以及住家等等）。

中國肉桂精油 Cinnamomum cassia ⋯⋯⋯⋯⋯⋯⋯⋯⋯⋯⋯⋯ 3ml

丁香花苞精油 Eugenia caryophyllus ⋯⋯⋯⋯⋯⋯⋯⋯⋯⋯⋯ 3ml

胡椒薄荷精油 Mentha piperita ⋯⋯⋯⋯⋯⋯⋯⋯⋯⋯⋯⋯⋯⋯ 1ml

茶樹精油 Melaleuca alternifolia ⋯⋯⋯⋯⋯⋯⋯⋯⋯⋯⋯⋯⋯ 3ml

甘比茶精油 Lippia multiflora Moldenke[4] ⋯⋯⋯⋯⋯⋯⋯⋯ 10ml

植物油 ⋯⋯⋯⋯⋯⋯⋯⋯⋯⋯⋯⋯⋯⋯⋯⋯⋯⋯⋯⋯⋯⋯⋯ 80ml

　　→將以上精油配方大量地塗抹在患處，每天 2-3 次，至少持續 5 天。塗抹後讓精油留在身上一小時之後再去沖澡。請考慮讓全家人一起接受治療。處理 3-10 歲的孩童時，方式相同，但是精油量請減半（不過植物油的用量要維持相同）。

4　甘比茶精油又稱為馬纓丹精油（Lantana），雖然我未在本書介紹此精油，但因為它用來測試過疥瘡的治療，所以也在此提及。研究者將馬纓丹精油以植物油稀釋成 20% 之後，拿來塗在疥瘡造成的皮膚病變處（有多人接受實驗），發現相較於慣行療法採用的苯甲酸苄酯，本精油的效果更為卓著：甘比茶精油 100% 治癒患者，苯甲酸苄酯則有 87.5% 的勝率。更多資訊請參考此網站：www.ncbi.nlm.nih.gov/pubmed/10967487。

腸胃炎

與結腸炎相關，請見 110 頁。

腸胃炎（也稱為腸胃型流感）是腸胃道的發炎性感染，特徵是突然開始大量且頻繁地水便（腹瀉），還可能伴隨噁心與嘔吐。腸胃炎通常是病毒性感染（如特別愛攻擊兒童的輪狀病毒），但也有可能是細菌的毒素引起，如大腸桿菌、沙門氏菌、志賀氏菌、艱難梭菌、葡萄球菌以及弧菌等等。當腸胃炎是由被污染的食物引起，我們稱之為「食物中毒」。

若是在熱帶國家罹患此病，就是熱帶國家腸胃炎（Turista），它是經由內阿米巴屬的赤痢變形蟲感染的痢疾；在熱帶國家旅遊後，你可能將此疾帶回國內。當然，以上需要排除因壓力過大所引起的腹瀉。腸胃炎的常見症狀是噁心、發燒、嘔吐、頭痛、腹部痙攣以及失去胃口等等。

吞食配方

中國肉桂精油 Cinnamomum cassia ⋯⋯⋯⋯⋯⋯⋯⋯⋯⋯⋯⋯⋯ 2ml

丁香花苞精油 Eugenia caryophyllus ⋯⋯⋯⋯⋯⋯⋯⋯⋯⋯⋯⋯ 2ml

摩洛哥野馬鬱蘭精油 Origanum compactum ⋯⋯⋯⋯⋯⋯⋯⋯ 2ml

冬季香薄荷精油 Satureja montana ⋯⋯⋯⋯⋯⋯⋯⋯⋯⋯⋯⋯⋯ 2ml

胡椒薄荷精油 Mentha piperita ⋯⋯⋯⋯⋯⋯⋯⋯⋯⋯⋯⋯⋯⋯⋯ 2ml

→ 將以上精油配方滴 1-2 滴在小塊吐司上使其被麵包吸收後吞食（或是在 1 小茶匙橄欖油滴上等量精油），每日三餐前服用，療程 5-6 天。

流行性感冒及禽流感

關於好發於冬季的病毒性流行感冒，我在之前的著作裡已經多所討論[5]。流感通常是良性的，但有時卻會造成嚴重的併發症（尤其是老人與體質虛弱者）。請勿將簡單的小感冒與流感相提並論。在2-5 天的潛伏期後，流感症狀就會出現：頭痛、打寒顫、身體虛弱、全身痠痛以及發燒（38-39℃）。此時，流感的傳染力已經非常強，尤其是口水與呼吸出來的帶病毒飛沫。流感的症狀通常維持4-5 天。

注意：流感是由病毒所引起，抗生素只對細菌有效！不過仍有不少醫師會開抗生素給病人，目的基本上是為「保險起見」，避免重複感染。

以下是我經過許多臨床經驗後，確認有效的精油配方。

錫蘭肉桂皮精油 Cinnamomum zeylanicum ················· 1ml

綠花白千層精油 Melaleuca quinquenervia ················· 2ml

摩洛哥野馬鬱蘭精油 Origanum compactum ················· 2ml

茶樹精油 Melaleuca alternifolia ················· 2ml

植物油 ················· 3ml

→將 10 滴以上精油配方滴在胸部以及背部上方稍加按摩，每天 6-8 次，療程 2-3 天。

肛門栓劑

須由藥房的藥劑師製作。

澳洲尤加利精油 Eucalyptus radiata ················· 80mg

側柏醇百里香精油 Thymus CT thujanol ················· 50mg

5　請參閱《用以對抗流行感冒的精油》（*Les Huiles essentielles face à la grippe*, Dauphin 出版社，2009）。

月桂葉精油 Laurus nobilis ──────────────────────────────── 20mg

　　→請藥師製作 2 公克的蠟質栓劑。

　　→每日 3 次，每次使用 1 顆栓劑，療程 3 天。

內服配方

側柏醇百里香精油 Thymus CT thujanol ───────────────── 50mg

澳洲尤加利精油 Eucalyptus radiata ───────────────────── 40mg

丁香花苞精油 Eugenia caryophyllus ───────────────────── 10mg

中性賦形蠟劑 ─────────────────────────────────── 320mg

　　→由藥師準備的賦形蠟劑精油配方：0 號膠囊，共 20 顆。

　　→每日 4 次，每次內服 1 顆膠囊，療程 5 天。

病毒性肝炎

　　肝臟發炎的狀況多數由病毒所引起，有時是因為藥物使用的關係，有時則與帶毒性產品有關（如酒精）。目前所知的病原體至少有五種：分別是 A 型、B 型、C 型、D 型與 E 型肝炎病毒；它們之間的差異以傳染途徑、病情演變以及預防方式來區分。A 型肝炎：傳染途徑為手部直接接觸或是不潔的飲用水。B 型肝炎的傳染途徑為血液（輸血、未消毒乾淨的針筒等等）或是經由性行為傳染，此點與 C 型和 D 型肝炎相同。此外，要得過 B 型肝炎才有可能染上 D 型肝炎。E 型肝炎在法國非常少見。

　　肝炎的臨床症狀與流感相當近似（發燒、肌肉痠痛、頭痛等等），然而一旦出現黃疸、尿色變深以及糞便顏色轉淺，就可以確診是患上病毒性肝炎了。

熱帶羅勒精油 Ocimum basilicum L. ssp basilicum ──────── 3ml

加茶杜香精油 Ledum groenlandicum ───────────────────── 1ml

側柏醇百里香精油 Thymus CT thujanol ⸺⸺⸺⸺ 2ml

胡椒薄荷精油 Mentha piperita ⸺⸺⸺⸺⸺ 3ml

檸檬精油 Citrus limonum ⸺⸺⸺⸺⸺⸺ 5ml

中性凝膠或是植物油 ⸺⸺⸺⸺⸺⸺ 100ml

→擠出以上精油凝膠配方約一顆榛果大小份量（如果是植物油配方，則為 6-8 滴），在肝臟部位塗擦按摩，每日 3 次。

內服配方

熱帶羅勒精油 Ocimum basilicum L. ssp basilicum ⸺ 30mg

加茶杜香精油 Ledum groenlandicum ⸺⸺⸺ 10mg

側柏醇百里香精油 Thymus CT thujanol ⸺⸺⸺ 30mg

茶樹精油 Melaleuca alternifolia ⸺⸺⸺⸺ 30mg

製作 0 號大小膠囊的賦形蠟劑 ⸺⸺⸺⸺ 320mg

→每日早晚用餐前吞食 1 顆膠囊。依據病況進展，此療程可能持續好幾個月。

也建議可以服用以下加強肝功能的產品：

Silidium[6]：保肝系列產品。

Han Hepa[7]：用以處理脂肪肝以及肝硬化。

單純皰疹

單純皰疹是相當難纏的疾病，它是由單純皰疹 1 型與單純皰疹 2 型所引起。95-98% 會讓你「刺痛難耐的痘痘」都是由 1 型引起，這些水泡痘痘會出現在嘴部周遭，造成鼻子皮膚病變，還會長在下

6　為 Laboratoire Phyt'innov 所研發產品。

7　為 Laboratoire Han Biotech 所研發產品，詳細資訊請參考：www.hanbiotech.com。

巴、眼部、嘴巴裡以及手指上。2 型幾乎只好發在生殖器官上，有時症狀也會出現在屁股以及大腿上。

　　潛藏在體內的單純皰疹病毒「甦醒」過來的前幾天，病患就會感到刺癢、灼熱感或是疼痛感。之後，患部會變紅且開始出現群聚的小水泡，每個皰疹裡都含有數千隻病毒。十幾天後，皰疹會開始變乾且結痂。

綠花白千層精油 Melaleuca quinquenervia ⋯⋯⋯⋯⋯⋯⋯⋯ 1ml
桉油樟精油 Cinnamomum camphora CT cinéole ⋯⋯⋯⋯⋯⋯ 2ml
茶樹精油 Melaleuca alternifolia ⋯⋯⋯⋯⋯⋯⋯⋯⋯⋯⋯⋯ 2ml
百里酚百里香精油 Thymus vulgaris CT thymoliferum ⋯⋯⋯ 1ml
植物油 ⋯⋯⋯⋯⋯⋯⋯⋯⋯⋯⋯⋯⋯⋯⋯⋯⋯⋯⋯⋯⋯⋯⋯ 4ml

　　→將 1-2 滴以上精油配方滴在疼痛處（並輕輕按摩以助精油滲透），每 2 小時塗抹一次，直到症狀消失為止。

　　→以上配方也可運用在生殖器皰疹上，不過小心可能會造成生殖器黏膜產生或多或少的刺痛與燒灼感！

　　→此外，還建議以下配方以加強效用。

內服配方

　　每天服用力索維液態膠囊 8-12 顆，為期 8-10 天。

免疫力

　　本書在前面章節[8]已經介紹過人體的免疫系統如何運作。當人體的自然保護能力出現衰弱的徵兆，等於是幫所有的病原體打開入侵人體的大門，這會導致部分細胞功能失調，或是讓沉睡在人體內的

8　請見 28 頁。

微生物開始甦醒。當我們生活不順遂時，如沮喪或是突然而來的強大壓力，都可能造成以上狀況，且每人都會遇到。此時，精油可以成為我們機體回復自然防護力的最佳幫手與支持，還能激勵免疫系統正常運作。

基礎支援配方之一

芳樟精油 Cinnamomum camphora CT linalol ⋯⋯⋯⋯⋯⋯ 3ml

錫蘭肉桂葉精油 Cinnamomum verum ⋯⋯⋯⋯⋯⋯⋯⋯ 1ml

澳洲尤加利精油 Eucalyptus radiata ⋯⋯⋯⋯⋯⋯⋯⋯⋯ 3ml

玫瑰草精油 Cymbopogon martinii ⋯⋯⋯⋯⋯⋯⋯⋯⋯⋯ 3ml

→將 5-7 滴的以上精油配方滴在腎臟上（腎上腺的位置是人體能量的中樞），並稍加按摩，每日 3-5 次。

基礎支援配方之二

麥盧卡精油 Leptospermum scoparium ⋯⋯⋯⋯⋯⋯⋯⋯ 15 滴

檸檬精油 Citrus limonum ⋯⋯⋯⋯⋯⋯⋯⋯⋯⋯⋯⋯⋯ 20 滴

芳樟精油 Cinnamomum camphora CT linalol ⋯⋯⋯⋯⋯ 15 滴

側柏醇百里香精油 Thymus CT thujanol ⋯⋯⋯⋯⋯⋯⋯ 滴

植物油（按摩用）⋯⋯⋯⋯⋯⋯⋯⋯⋯⋯⋯⋯⋯⋯⋯⋯ 5 湯匙

→以上配方如果不使用植物油，也可以用於泡澡，可以激勵免疫力。

強力支援配方：嚴重免疫失調適用

錫蘭肉桂皮精油 Cinnamomum verum ⋯⋯⋯⋯⋯⋯⋯⋯ 1ml

綠花白千層精油 Melaleuca quinquenervia ⋯⋯⋯⋯⋯⋯ 2ml

摩洛哥野馬鬱蘭精油 Origanum compactum ⋯⋯⋯⋯⋯ 2ml

冬季香薄荷精油 Satureja montana ⋯⋯⋯⋯⋯⋯⋯⋯⋯⋯⋯⋯ 2ml

→將 10 滴的以上精油配方滴在腎臟上（腎上腺的位置是人體能量的中樞），並稍加按摩，每日 3-5 次。

內服配方

每天服用力索維液態膠囊 8-12 顆，為期 8-10 天。

病毒或細菌的嚴重感染

當認為被病毒（不管哪種病毒）感染，且由醫師診斷為真，便可運用以下的基礎配方，它能涵蓋大範圍的病毒感染症狀。

熱帶羅勒精油 Ocimum basilicum L. ssp basilicum ⋯⋯⋯⋯⋯⋯ 1ml

錫蘭肉桂皮精油 Cinnamomum verum ⋯⋯⋯⋯⋯⋯⋯⋯⋯⋯ 1ml

冬季香薄荷精油 Satureja montana ⋯⋯⋯⋯⋯⋯⋯⋯⋯⋯⋯ 2ml

百里酚百里香精油 Thymus vulgaris CT thymoliferum ⋯⋯⋯⋯ 1ml

→將以上精油配方滴 1-2 滴到四分之一塊的方糖上，然後吮吸以利吸收；或滴到 1 茶匙的植物油上也行，又或滴在麥盧卡蜂蜜上也可以。每日 3 次（用餐前），療程 7-10 天。

內服配方

每天服用力索維液態膠囊 8-12 顆，為期 8-10 天。

也可以服用「Stimu+」膠囊，每日 2 次，每次 2 顆（餐前），療程 1-2 個月。

院內感染疾病

此類疾病指在醫療院所接受治療期間內受到的感染；更明確的定義是入院前未受感染、此疾病也只能在院內才可能被感染，並且

是在進入醫院或診所前 48 小時內受到感染才算。

錫蘭肉桂皮精油 Cinnamomum verum ⋯⋯⋯⋯⋯⋯⋯⋯⋯ 1ml

冬季香薄荷精油 Satureja montana ⋯⋯⋯⋯⋯⋯⋯⋯⋯⋯ 2ml

百里酚百里香精油 Thymus vulgaris CT thymoliferum ⋯⋯⋯ 1ml

摩洛哥野馬鬱蘭精油 Origanum compactum ⋯⋯⋯⋯⋯⋯ 1ml

檸檬精油 Citrus limonum ⋯⋯⋯⋯⋯⋯⋯⋯⋯⋯⋯⋯⋯⋯ 2ml

→將以上精油配方滴 1-2 滴到四分之一塊的方糖上，然後吸吮以利吸收；或滴到 1 茶匙的植物油上也行，又或滴在麥盧卡蜂蜜上也可以。每日 3 次（用餐前），療程 7-10 天。

另外也建議在醫院內各處（尤其是病房內）進行大量擴香：

錫蘭肉桂皮精油 Cinnamomum verum ⋯⋯⋯⋯⋯⋯⋯⋯⋯ 5 滴

冬季香薄荷精油 Satureja montana ⋯⋯⋯⋯⋯⋯⋯⋯⋯ 10 滴

百里酚百里香精油 Thymus vulgaris CT thymoliferum ⋯⋯⋯ 5 滴

摩洛哥野馬鬱蘭精油 Origanum compactum ⋯⋯⋯⋯⋯ 10 滴

檸檬精油 Citrus limonum ⋯⋯⋯⋯⋯⋯⋯⋯⋯⋯⋯⋯ 10 滴

→請每日進行擴香，頻率為每 2 小時擴香 5-10 分鐘。

尿道感染

膀胱炎相關，請見 112 頁。

異常大量的病原體出現在尿道就會形成尿道感染，這些病原體包括：大腸桿菌（最常見的病因，75% 的病例來自此菌）、變形桿菌、克雷伯氏菌、腸球菌以及金黃色葡萄球菌。如果尋求醫師診治，便可確定這些細菌使否從尿道跑到膀胱，如果是，就形成膀胱炎；或甚至直達腎臟，如果確診，就造成腎盂腎炎（屬於上尿道以及腎臟的急性感染）。腎盂腎炎屬於罕見的尿道感染，果真罹患，

必須緊急就醫。

隱酮多苞葉尤加利精油 Eucalyptus polybractea cryptoniferum ⸺ 3ml

桉油樟精油 Cinnamomum camphora CT cinéole ⸺ 2ml

冬季香薄荷精油 Satureja montana ⸺ 1ml

檀香精油 Santalum album ⸺ 2ml

茶樹精油 Melaleuca alternifolia ⸺ 2ml

→將以上精油配方滴 6-8 滴在下腹部以及下背部，每日 3 次，療程 7-10 天。

內服配方

每天服用力索維液態膠囊 8-12 顆，為期 8-10 天。

經性行為感染的疾病

淋病請見 107 頁，單純皰疹請見 123 頁，黴菌請見 130 頁，人類乳突病毒請見 136 頁，愛滋病請見 142 頁，梅毒請見 146 頁。

退伍軍人症

退伍軍人症是種嚴重肺病，有時會致死。此病是由嗜肺性退伍軍人桿菌（Legionella pneumophila）引起，少部分例子是由同為軍團菌屬的其他細菌造成。嗜肺性退伍軍人桿菌是在 1977 年確認命名，它能造成可怕的肺部傳染疾病，最早是在 1976 年的美國退伍軍人年度大會上造成多人感染。

此桿菌喜歡在溫暖潮濕的環境（如湖、河與盆地）以及人造系統管道（如冷氣空調系統、送水管道）中生長。使用受到污染的水源（如淋浴、空氣中的懸浮微粒等）會使細小水微粒侵入肺部，此時細菌會感染肺細胞，引起可能會致死的肺病（如果未及時確診並

加以治療)。

印度藏茴香精油 Trachyspermum ammi ─────────── 2ml

中國肉桂精油 Cinnamomum cassia ─────────── 2ml

綠花白千層精油 Melaleuca quinquenervia ─────────── 2ml

桉油樟精油 Cinnamomum camphora CT cinéole ─────────── 3ml

百里酚百里香精油 Thymus vulgaris thymoliferum ─────────── 1ml

→將以上精油配方滴 10 滴在胸部以及上背部並稍加按摩，
每日 4-6 次，療程 15 天。

→或者：將以上精油配方滴 1-2 滴到四分之一塊的方糖上，
然後吸吮以利吸收；或滴到 1 茶匙的植物油上也行，又
或滴在麥盧卡蜂蜜上也可以。每日 4 次（用餐前），療程
10-15 天。

會造成傳染的性病

淋病請見 107 頁，單純皰疹請見 123 頁，黴菌請見 130 頁，人
類乳突病毒請見 136 頁，愛滋病請見 142 頁，梅毒請見 146 頁。

萊姆病

萊姆病是經由蜱蟲（壁蝨）叮咬而傳染給人類的細菌性感染症。
此細菌呈現螺旋狀，稱為伯氏疏螺旋體（Borrelia burgdorferi）。人類
在大自然裡的活動（農事、森林漫步等）會增加與蜱蟲的接觸機會，
也大大地增加了感染風險。此病原體的宿主相當多：經人類馴養的
哺乳動物（狗、馬以及其他家畜）、野生動物（松鼠、鹿、田鼠與
水鼠）等都是。人體下半身，尤其是腿部最容易被蜱蟲叮咬。不過
人體的各部位，包括頭皮都可能成為攻擊目標。

萊姆病有可能轉成重症，因此一有疑似症狀就應該看診確認。

症狀包含一般性症狀（頭痛、關節痛、體溫輕微上升和疲累感）以及皮膚病變處附近的淋巴結腫脹，以上症狀顯示此細菌已經在體內擴散。

內服配方

中國肉桂精油 Cinnamomum cassia ⋯⋯⋯⋯⋯⋯⋯⋯⋯⋯⋯ 20mg

側柏醇百里香精油 Thymus CT thujanol ⋯⋯⋯⋯⋯⋯⋯⋯⋯ 30mg

摩洛哥野馬鬱蘭精油 Origanum compactum ⋯⋯⋯⋯⋯⋯⋯ 20mg

→由藥師準備的賦形蠟劑精油配方：2 號腸溶性膠囊

每日 1 顆膠囊，療程至少 1 個月，直到痊癒為止。

單核白血球增多症

傳染性單核白血球增多症是由艾伯斯坦─巴爾病毒（Epstein-Barr）導致的疾病。患者多是年輕人及青少年，有時也會傳染給兒童。表現出來的症狀多為喉嚨痛、極度疲累以及全身虛弱。病名來自病毒所導致的血中單核白血球（單核的淋巴細胞）增多的現象。它基本上屬於良性疾病，但也不要拖延導致病況轉重。目前沒有針對此疾病的特定治療方式，通常在病發起的 4-8 星期病患會自行痊癒，然而疲累感可能持續好幾個月。因此，以下配方主要是陪伴患者度過病程的支持性療法。

芳樟精油 Cinnamomum camphora CT linalol ⋯⋯⋯⋯⋯⋯ 3ml

錫蘭肉桂葉精油 Cinnamomum verum ⋯⋯⋯⋯⋯⋯⋯⋯⋯ 1ml

澳洲尤加利精油 Eucalyptus radiata ⋯⋯⋯⋯⋯⋯⋯⋯⋯⋯ 3ml

玫瑰草精油 Cymbopogon martinii ⋯⋯⋯⋯⋯⋯⋯⋯⋯⋯⋯ 3ml

→將以上精油配方滴 10-15 滴在腎臟部位（大約是腎上腺的高度，腎上腺是人體能量中樞）、肩胛骨中間（肺部的高

度)以及胸部,並稍加按摩。每日 3-5 次,直到康復為止。

黴 菌

　　腳部黴菌病(又稱為運動員足或香港腳)多數是由皮癬菌 (Dermatophyte)引起,是種會感染皮膚的真菌,但也會感染到頭髮、指甲以及皮膚(真菌會吸取這些部位的角蛋白)。運動員常受此病困擾,因為他們常穿封閉式的運動鞋,此為黴菌最愛生長的溫暖潮濕環境。皮癬菌會造成傳染,尤其在這些場所:游泳池、三溫暖、公共沖澡間以及更衣室等等。腳部黴菌病並不危險也不嚴重,但會給患者帶來不舒服且慢性的症狀。

錫蘭肉桂葉精油 Cinnamomum verum ⋯⋯⋯⋯⋯⋯⋯⋯ 1ml

玫瑰草精油 Cymbopogon martinii ⋯⋯⋯⋯⋯⋯⋯⋯⋯⋯ 1ml

月桂精油 Laurus nobilis ⋯⋯⋯⋯⋯⋯⋯⋯⋯⋯⋯⋯⋯ 1ml

穗花薰衣草精油 Lavandula spica L. ⋯⋯⋯⋯⋯⋯⋯⋯⋯ 2ml

茶樹精油 Melaleuca alternifolia ⋯⋯⋯⋯⋯⋯⋯⋯⋯⋯ 2ml

側柏醇百里香精油 Thymus CT thujanol ⋯⋯⋯⋯⋯⋯⋯ 1ml

植物油 ⋯⋯⋯⋯⋯⋯⋯⋯⋯⋯⋯⋯⋯⋯⋯⋯⋯⋯⋯⋯⋯ 2ml

　　→將以上精油配方滴 4-5 滴在所有腳趾上(以及趾間),每日 3-4 次,療程 5 天。也可以在穿上封閉性運動鞋之前施用,當作預防。在前往有罹病風險處之前,也可以運用本配方。

　　性器官黴菌病(又稱陰道黴菌病、陰道念珠菌病)是由真菌感染引起的疾病,絕大多數例子的病原體為生長在私處的白色念珠菌,會引起陰道發炎。陰道黴菌也會感染到外陰部(如大、小陰唇等外部性器官)。此病與個人衛生習慣無關,是因陰道天然菌叢遭到破壞而感染。

陰道塞劑

本塞劑須由藥劑師製作。

茶樹精油 Melaleuca alternifolia ⋯⋯⋯⋯⋯⋯⋯⋯⋯⋯⋯⋯⋯⋯ 30mg

側柏醇百里香精油 Thymus CT thujano ⋯⋯⋯⋯⋯⋯⋯⋯⋯⋯ 30mg

　　→由藥師準備賦形蠟劑精油陰道塞劑。

　　→陰道塞劑的形狀很適合處理陰道黴菌病。請藥師準備 10

　　　粒塞劑，每晚使用 1 粒塞劑，療程至少 4-5 天。

病毒性神經炎

帶狀皰疹請見 152 頁。

病毒性神經炎指的是特定部位的一處或多處神經的發炎性病變，症狀是肌肉無力、非常疼痛以及皮膚有麻癢感等。事實上，病毒性神經炎只是通稱，其下包括好幾種感染性疾病，如視覺神經受到感染所致的視覺神經炎（Névrite optique）、內耳受到感染的前庭神經炎（Névrite vestibulaire）、皮膚感染導致發癢的神經性皮炎（Névrodermite）、因感染或中毒導致的同時多處神經炎的多發性神經病變（Polynévrite）、因感染到病毒性疾病（如帶狀皰疹、傳染性單核白血球增多症、病毒性肝炎等等）之後發生的多發性神經根神經病變（polyradiculonévrite）。因此，在進行任何處置之前，請務必先經過醫師診斷。

熱帶羅勒精油 Ocimum basilicum var. basilicum ⋯⋯⋯⋯⋯ 3ml

檸檬尤加利精油 Eucalyptus citriodora ⋯⋯⋯⋯⋯⋯⋯⋯⋯⋯ 3ml

胡椒薄荷精油 Mentha piperita ⋯⋯⋯⋯⋯⋯⋯⋯⋯⋯⋯⋯⋯⋯ 2ml

植物油 ⋯⋯⋯⋯⋯⋯⋯⋯⋯⋯⋯⋯⋯⋯⋯⋯⋯⋯⋯⋯⋯⋯⋯⋯⋯ 2ml

　　→塗抹 3 滴以上精油配方在疼痛患處上，每日 6-8 次，直到

痊癒為止。

流行性腮腺炎

流行性腮腺炎最常見的症狀是耳下的唾液腺——腮腺——發炎，導致此腺體腫脹。發炎的伴隨症狀還有發燒以及全身不對勁的感覺。傳染途徑是藉由患者的口水與飛沫中所含的副黏液病毒（Paramyxovirus）。感染後，經過兩到三星期的潛伏期後，症狀便會顯現出來。其中有 20-30% 的病例其實屬於無症狀患者。不過在青少年以及成年人的患者裡，還是有可能爆發併發症，然而重症仍屬極少數。

腮腺炎好發期於冬季與春季，常以流行病的方式出現，常發生在學校之類的公共集合場所。

岩玫瑰精油 Cistus ladaniferus ⋯⋯⋯⋯⋯⋯⋯⋯⋯⋯⋯⋯⋯ 2ml

澳洲尤加利精油 Eucalyptus radiata ⋯⋯⋯⋯⋯⋯⋯⋯⋯⋯ 2ml

桉油樟精油 Cinnamomum camphora ⋯⋯⋯⋯⋯⋯⋯⋯⋯⋯ 2ml

茶樹精油 Melaleuca alternifolia ⋯⋯⋯⋯⋯⋯⋯⋯⋯⋯⋯⋯ 1ml

植物油 ⋯⋯⋯⋯⋯⋯⋯⋯⋯⋯⋯⋯⋯⋯⋯⋯⋯⋯⋯⋯⋯⋯⋯⋯⋯ 3ml

→成人以及五歲以上兒童適用配方：在下巴以及頸部（腮腺炎發腫部位的下方）塗抹 4-5 滴以上精油配方，每日 3-4 次，療程 5 天。當疫情肆虐時，也可以加以運用來預防染疾。

耳　炎

耳炎只是一個概稱，它包含內耳、中耳與外耳的發炎性感染症狀。會導致耳炎的病原體已經對部分抗生素產生抗藥性，這些病原體主要是：鏈球菌、肺炎鏈球菌、葡萄球菌以及嗜血桿菌。耳炎的

併發症並不常見，卻有可能相當嚴重，像是腦膜炎與乳突炎。所以萬一有疑似耳炎的症狀出現，請立刻尋求醫師的精確診斷。耳炎頗為常見，但一點都不良性，請小心！

皮膚吸收

澳洲尤加利精油 Eucalyptus radiata ⋯⋯⋯⋯⋯⋯⋯⋯⋯⋯⋯⋯⋯⋯ 3ml
沉香醇百里香精油 Thymus vulgaris CT linalol ⋯⋯⋯⋯⋯⋯⋯⋯ 1ml
穗花薰衣草精油 Lavandula spica L. ⋯⋯⋯⋯⋯⋯⋯⋯⋯⋯⋯⋯⋯⋯⋯ 1ml
→將以上精油配方滴 2-3 滴在棉花條上，然後塞進耳內，每日 3 次，療程 5 天。也可以滴 1-2 滴在耳屏及淋巴結上，稍加按摩，每日 4 次。

肛門栓劑

澳洲尤加利精油 Eucalyptus radiata ⋯⋯⋯⋯⋯⋯⋯⋯⋯⋯⋯⋯⋯ 40mg
玫瑰草精油 Cymbopogon martinii ⋯⋯⋯⋯⋯⋯⋯⋯⋯⋯⋯⋯⋯⋯⋯ 30mg
茶樹精油 Melaleuca alternifolia ⋯⋯⋯⋯⋯⋯⋯⋯⋯⋯⋯⋯⋯⋯⋯⋯ 60mg
→由藥師準備賦形蠟劑精油肛門栓劑，每顆2公克，共10顆。
→每日 3 次，每次使用 1 顆栓劑，療程 3 天。

內服配方

藍膠尤加利精油 Eucalyptus globulus ⋯⋯⋯⋯⋯⋯⋯⋯⋯⋯⋯⋯⋯ 30mg
穗花薰衣草精油 Lavandula spica L. ⋯⋯⋯⋯⋯⋯⋯⋯⋯⋯⋯⋯⋯ 20mg
冬季香薄荷精油 Satureja montana ⋯⋯⋯⋯⋯⋯⋯⋯⋯⋯⋯⋯⋯⋯⋯ 50mg
→由藥師以賦形蠟劑製作 0 號大小膠囊，總共 20 顆 ⋯ 320mg
→每日吞食 3 顆膠囊，療程 1 星期。

瘧　疾

　　瘧疾是我在執行赤腳醫師協會的醫療任務時常遇到的疾病，它屬於人體內的寄生性疾病，寄生者是瘧原蟲屬（Plasmodium）的原生動物，傳染途徑則是藉由瘧蚊屬的受感染蚊子之叮咬。這種寄生蟲疾病在世界相當廣為流傳，在貧窮國家常常造成兒童死亡，所在區域包括南亞、東南亞、拉丁美洲以及熱帶非洲國家。若感染瘧疾，會在臨床上觀察到人體內瘧原蟲屬的寄生原生動物數量大幅增加，以及人體因之所產生的對抗病徵：發燒、衰弱、脾臟以及肝臟腫大等等。有疑似症狀務必趕快尋求醫師診治（如果可能，最好找熱帶疾病專科醫師診療）。

預防性內服配方

錫蘭肉桂皮精油 Cinnamomum verum ⋯⋯⋯⋯⋯⋯⋯⋯⋯⋯⋯⋯⋯ 1ml

隱酮多苞葉尤加利精油 Eucalyptus polybractea cryptoniferum ⋯ 1ml

丁香花苞精油 Eugenia caryophyllus ⋯⋯⋯⋯⋯⋯⋯⋯⋯⋯⋯⋯⋯ 1ml

月桂精油 Laurus nobilis ⋯⋯⋯⋯⋯⋯⋯⋯⋯⋯⋯⋯⋯⋯⋯⋯⋯⋯⋯ 2ml

希臘野馬鬱蘭精油 Origanum heracleoticum ⋯⋯⋯⋯⋯⋯⋯⋯⋯ 1ml

茶樹精油 Melaleuca alternifolia ⋯⋯⋯⋯⋯⋯⋯⋯⋯⋯⋯⋯⋯⋯⋯ 2ml

植物油 ⋯⋯⋯⋯⋯⋯⋯⋯⋯⋯⋯⋯⋯⋯⋯⋯⋯⋯⋯⋯⋯⋯⋯⋯⋯ 10ml

　　→將以上精油配方滴 5 滴到一或兩塊的方糖上，然後吸吮以利吸收；或滴到 1 湯匙的麥盧卡蜂蜜上也可以，每日 3 次。啟程旅行前即可開始服用，回到家之後再持續服用 3 週。

治療配方

希臘野馬鬱蘭 Origanu heracleoticum 植物油軟膠囊 ⋯⋯⋯⋯⋯ 50mg

→在三餐之間，每日服用 6-8 顆膠囊，最好持續 1 個月。

錫蘭肉桂皮精油 Cinnamomum verum ⋯⋯⋯⋯⋯⋯⋯⋯⋯⋯⋯ 20mg
丁香花苞精油 Eugenia caryophyllus ⋯⋯⋯⋯⋯⋯⋯⋯⋯⋯⋯⋯ 40mg
隱酮多苞葉尤加利精油 Eucalyptus polybractea cryptoniferum · 50mg
　　→製作 0 號膠囊共 60 顆的賦形蠟劑粉 300mg。
　　→每日 3 次（用餐時），每次吞食一顆膠囊。60 顆吃完後，
　　　可以再重複此療程 1-2 次。

隱酮多苞葉尤加利精油 Eucalyptus polybractea cryptoniferum ⋯ 5ml
茶樹精油 Melaleuca alternifolia ⋯⋯⋯⋯⋯⋯⋯⋯⋯⋯⋯⋯⋯⋯ 5ml
熱帶羅勒精油 Ocimum basilicum L. ssp basilicum ⋯⋯⋯⋯⋯⋯ 3ml
月桂精油 Laurus nobilis ⋯⋯⋯⋯⋯⋯⋯⋯⋯⋯⋯⋯⋯⋯⋯⋯⋯ 5ml
植物油 ⋯⋯⋯⋯⋯⋯⋯⋯⋯⋯⋯⋯⋯⋯⋯⋯⋯⋯⋯⋯⋯⋯⋯⋯ 30ml
　　→在腹部塗抹 10 滴以上的精油配方，並稍加按摩，每日 3
　　　次，持續 1 個月（甚至更久）。

人類乳突病毒

　　人類乳突病毒會造成生殖器以及肛門處感染，是傳染性性病的
一種，受感染機率與性伴侶人數呈正相關。性關係之後的感染風險
可達 60-70%。受此病毒感染後，會在性器官以及肛門長出小小腫
瘤，外觀像疣，稱為「濕疣」「尖頭濕疣」或是「公雞肉冠」。染病
後未去看醫生（或是婦科醫師）的主要風險是可能會造成子宮頸癌。
首要的預防方法是使用保險套，接著是抹片（皮膚的不明顯病變處）
的系統性篩檢。

　　我不在此對系統性的疫苗接種[9]進行論辯：否則過於長篇大論[10]！然而不管是預防還是治療，對抗人類乳突病毒其實存在多種天然的療法[11]，比如精油。

陰道塞劑

隱酮多苞葉尤加利精油

　　Eucalyptus polybractea cryptoniferum ⋯⋯⋯⋯⋯⋯⋯ 100mg

錫蘭肉桂皮精油 Cinnamomum verum ⋯⋯⋯⋯⋯⋯⋯⋯⋯ 75mg

側柏醇百里香精油 Thymus CT thujanol ⋯⋯⋯⋯⋯⋯⋯⋯ 75mg

瓊崖海棠油 calophylle inophylle ⋯⋯⋯⋯⋯⋯⋯⋯⋯⋯⋯ 100mg

　　→足夠份量的賦形蠟劑以製作 XXX 號的 3 公克塞劑（共 30
　　　顆）。

　　→療程第一週：早晚各使用 1 顆塞劑（請塞衛生棉條）。

　　→療程第二週與第三週：每晚使用 1 顆塞劑（如有需要，可
　　　以重複療程）。

內服配方

　　每天服用力索維液態膠囊 8-12 顆，為期 8-10 天。

9　法國癌症專科醫師暨外科醫師周尤（Henri Joyeux）認為（我以及許多醫界人士也持同樣看法），對全國人民（從兒童開始）強制接種人類乳突病毒疫苗的政策完全是國際大藥廠的遊說結果，他還針對此發起了請願活動：www.petition.ipsn.eu/papillomavirus.php.

10　請參考西蒙（Sylvie Simon）的優秀文章：〈下一個公衛醜聞：對抗子宮頸癌的嘉喜疫苗〉（Un prochain scandale sanitaire, le Gardasil, vaccin contre le cancer du col de l'utérus）。發表在《你與健康》（Vous et votre santé）雜誌，2011 年二月號：www.votresante.org/news.php?dateedit=1296572905.

11　天然療法的各種解方，在我的著作《21 世紀的 100 種疾病》（100 maladies du xxi e siècle）裡有諸多探討。

寄生蟲疾病

疥瘡請見 118 頁。

當寄生蟲鑽到皮膚裡或皮膚底下，就會引起皮膚寄生蟲疾病或是寄生蟲所引起的皮膚炎。最常見的是蝨病：此概括性的名詞指外部寄生蟲感染人體皮膚的疾病。蝨病有好幾種，傳染力都非常強，最知名的是感染頭皮的頭蝨。另兩種主要的蝨病是感染身體的體蝨，以及被陰蝨感染的陰蝨病。

最主要的症狀是在感染區域會顯得極度地癢。過度抓癢又會讓皮膚長出小痘痘。這些蝨子不易以肉眼觀察，牠們所產的卵會黏附在毛髮的基底部分，看起來像一粒一粒的白點。建議採取隔離手段，病人家屬也必須接受檢查與治療，並採取必要的衛生措施。以下建議的配方與治療手段也可運用在其他的皮膚寄生蟲疾病。

蝨　子

真正薰衣草精油 Lavandula angustifolia ⋯⋯⋯⋯⋯⋯⋯⋯⋯⋯ 20 滴
茶樹精油 Melaleuca alternifolia ⋯⋯⋯⋯⋯⋯⋯⋯⋯⋯⋯⋯⋯ 20 滴
植物油 ⋯⋯⋯⋯⋯⋯⋯⋯⋯⋯⋯⋯⋯⋯⋯⋯⋯⋯⋯⋯⋯⋯⋯ 50ml

→先把頭髮弄濕，然後像塗抹護髮乳一樣，將以上精油配方大量施抹在頭髮上，每根頭髮都要塗到，並加以按摩，好讓髮絲能夠浸潤到精油配方。之後請將所有頭髮以塑膠膜包緊起來，之後等待 3 小時或甚至整夜。

→將精油配方塑膠膜取掉之後，以溫和的洗髮精洗兩次頭髮，好將所有的蝨子與蝨卵去除。想要更萬無一失，可以在第一次洗髮時，在洗髮精裡加入 2 滴真正薰衣草精油。

→洗髮完之後，請以梳齒極為細密的「防蝨梳子」將頭髮仔

細地梳理一次，以去除被配方悶死的蟲體與蟲卵。此滅蟲方法極為有效！

對抗其他皮膚寄生蟲的配方

印度藏茴香精油 Trachyspermum ammi ⋯⋯⋯⋯⋯⋯⋯⋯⋯⋯ 3ml

丁香花苞精油 Eugenia caryophyllus ⋯⋯⋯⋯⋯⋯⋯⋯⋯⋯⋯ 1ml

茶樹精油 Melaleuca alternifolia ⋯⋯⋯⋯⋯⋯⋯⋯⋯⋯⋯⋯⋯ 2ml

百里酚百里香精油 Thymus vulgaris thymoliferum ⋯⋯⋯⋯⋯ 2ml

植物油 ⋯⋯⋯⋯⋯⋯⋯⋯⋯⋯⋯⋯⋯⋯⋯⋯⋯⋯⋯⋯⋯⋯ 2ml

→在患處塗抹3滴以上精油配方。每天3-5次，療程2-3星期。

肺　炎

肺炎通常是因為病毒或病菌造成，更精確地說，是肺泡受到感染（肺泡形狀像小氣球，位於細支氣管的尾端）。肺炎發作時的主要症狀是咳痰、呼吸短促、發燒以及打寒顫。傳染途徑與流感或是感冒類似，都是藉由吸入受污染的空氣粒子所感染。有些例子則是因為先染上流感或支氣管炎，之後身體機能下降，導致病原體侵入肺泡。部分症狀可以持續好幾個星期之久。

肺炎的傳染力通常不強，對年紀大的長者或是體弱之人，肺炎可能轉成重症。有疑似症狀，請務必就診以確認是否為肺炎。

內服配方

錫蘭肉桂皮精油 Cinnamomum verum ⋯⋯⋯⋯⋯⋯⋯⋯⋯ 25mg

隱酮多苞葉尤加利精油

　　Eucalyptus polybractea cryptoniferum ⋯⋯⋯⋯⋯⋯⋯ 25mg

綠花白千層精油 Melaleuca quinquenervia ⋯⋯⋯⋯⋯⋯⋯ 60mg

→足夠份量的賦形蠟劑以製作 0 號的膠囊共 30 顆 ⋯⋯ 320mg

→每日 3 次,每次服用 1 顆膠囊,療程 10 天。

皮膚吸收

澳洲尤加利精油 Eucalyptus radiata ⋯⋯⋯⋯⋯⋯⋯⋯⋯ 4ml

桉油樟精油 Cinnamomum camphora ⋯⋯⋯⋯⋯⋯⋯⋯⋯ 4ml

綠花白千層精油 Melaleuca quinquenervia ⋯⋯⋯⋯⋯⋯ 4ml

芳樟精油 Cinnamomum camphora CT linalol ⋯⋯⋯⋯⋯ 2ml

植物油 ⋯⋯⋯⋯⋯⋯⋯⋯⋯⋯⋯⋯⋯⋯⋯⋯⋯⋯⋯⋯ 50ml

→將以上精油配方滴 8-10 滴在胸部以及背部,每日 3-4 次,療程 20 天。

肛門栓劑

薄荷尤加利精油 Eucalyptus dives ⋯⋯⋯⋯⋯⋯⋯⋯⋯⋯ 30ml

澳洲尤加利精油 Eucalyptus radiata ⋯⋯⋯⋯⋯⋯⋯⋯⋯ 40ml

丁香花苞精油 Eugenia caryophyllus ⋯⋯⋯⋯⋯⋯⋯⋯ 20ml

綠花白千層精油 Melaleuca quinquenervia ⋯⋯⋯⋯⋯⋯ 60ml

→足夠份量的賦形蠟劑以製作 2 公克栓劑共 20 顆。

→每日 3 次,每次使用 1 顆栓劑,療程 1 星期。之後,同樣療程再重複一次。

肺　病

退伍軍人症請見 128 頁。

肺病這個概略性的病名,囊括了急性或慢性的肺部疾病。肺病可以是感染性或非感染性疾病:除了感染性肺病,肺病也可以指稱發炎、過敏或是肺部纖維化疾病。受肺病所侵擾的三個人體部位是

肺泡、支氣管以及間質組織（包圍不同肺部結構的組織）；如果是
支氣管炎，則只有支氣管會受到感染。相對地，感染性肺病就稱為
肺炎。各種肺病的判斷並不容易，故請就醫接受詳細診斷。

印度藏茴香精油 Trachyspermum ammi ⋯⋯⋯⋯⋯⋯⋯⋯⋯ 2ml

中國肉桂精油 Cinnamomum cassia ⋯⋯⋯⋯⋯⋯⋯⋯⋯⋯⋯⋯ 2ml

藍膠尤加利精油 Eucalyptus globulus ⋯⋯⋯⋯⋯⋯⋯⋯⋯⋯⋯ 3ml

澳洲尤加利精油 Eucalyptus radiata ⋯⋯⋯⋯⋯⋯⋯⋯⋯⋯⋯⋯ 3ml

→將以上精油配方滴 8-10 滴在胸部以及上背部，並稍加按
摩，每日 4-6 次，療程 15 天。

→同樣的精油配方也可以口服吸收：在 1 茶匙的橄欖油裡滴
入 2 滴精油配方（或是滴在一小塊麵包上），每日 4 次，
療程 10 天。

內服配方

每天服用力索維液態膠囊 8-12 顆，為期 8-10 天。

蟲 子

寄生蟲疾病請見 137 頁。

敗血症

敗血症（Septicémie）也稱為「血中毒」，指稱人體受到嚴重感染，
特徵是在血液中、淋巴管以及多個器官中出現病原體（病毒、細菌
或黴菌）。當人體不再能夠抵擋某些局部的感染，病原體便會趁機
而入，且藉由血液循環侵犯人體各部位。如果敗血症能夠及時診斷
出來，且經過適當治療，治癒的機會其實相當大。未經治療或是治
療時機太晚，敗血症就可能會很快導致多重器官衰竭，最後造成病

人死亡。基本上，所有的感染疾病都可能出現敗血症的併發症。

芳樟精油 Cinnamomum camphora CT linalol ⋯⋯⋯⋯⋯⋯ 2ml

真正薰衣草精油 Lavandula angustifolia ⋯⋯⋯⋯⋯⋯⋯⋯ 3ml

玫瑰草精油 Cymbopogon martinii ⋯⋯⋯⋯⋯⋯⋯⋯⋯⋯ 4ml

茶樹精油 Melaleuca alternifolia ⋯⋯⋯⋯⋯⋯⋯⋯⋯⋯⋯ 3ml

瓊崖海棠油 Calophylle inophylle ⋯⋯⋯⋯⋯⋯⋯⋯⋯⋯ 18ml

→將以上精油配方大量地塗抹在上半身的正面與反面，並加
以按摩，每日 4 次，直到完全康復為止。

內服配方

每天服用力索維液態膠囊 8-12 顆，為期 8-10 天。

後天免疫缺乏症候群

此病是因為受到人類免疫缺乏病毒(VIH, 台灣俗稱的愛滋病毒)
感染所致。後天免疫缺乏症候群（SIDA, 台灣俗稱愛滋病）會使得
人體免疫力大幅降低。傳染途徑為性行為與血液感染。以性行為而
言，目前同性戀性行為所導致的愛滋病毒感染為大宗。肛交的傳染
性相當大，陰道性交的危險性較小一些，因為其黏膜的 PH 偏低。
我不在這裡針對愛滋病進行詳細介紹，因為關於此病的資訊已經廣
泛易得 [12]。

目前不存在對愛滋病有效的任何抗生素。過去幾年來，遍及世
界各地，有愈來愈多的愛滋病患改以自然療法 [13] 對抗病毒，像是可
以殺死病毒的精油。在施用我推薦的精油配方之前，我建議先在手

---

[12] 讀者可以參考以下這兩個觀點各異但卻又互補的網站：www.sida-info-service.org 以及 www.actupparis.org/ 。

[13] 有關自然療法，請參見我的著作《21 世紀的 100 種疾病》。

臂內側測試一下你本身是否會對某幾款精油產生過敏現象：在手臂內側滴一滴精油，看看接下來的兩小時有無過敏現象。

皮膚吸收

茶樹精油 Melaleuca alternifolia ·· 5ml

摩洛哥野馬鬱蘭精油 Origanum compactum ································· 5ml

冬季香薄荷精油 Satureja montana ··· 5ml

印度藏茴香精油 Trachyspermum ammi ······································· 5ml

植物油 ··· 30ml

→將以上精油配方滴 20 滴在胸部以及背部，並加以按摩，每日 2-3 次，療程 2 個月。然後再繼續新一輪療程。

擴 香

隱酮多苞葉尤加利精油 Eucalyptus polybractea cryptoniferum ··· 4ml

桉油樟精油 Cinnamomum camphora ·· 3ml

百里酚百里香精油 Thymus vulgaris CT thymol ························· 3ml

→將以上精油配方滴入擴香器以進行空間中的擴香，每日擴香 3 次，每次 10 分鐘。

內服配方

Aroma Nutrient 10-02 號膠囊：午餐及晚餐前各吞食 2 粒膠囊，療程持續幾個月（治療愛滋病專用天然療方）[14]。

---

14 Laboratoire Aromalia 天然療方藥廠地址：6, rue Armand-Moisant, 75015 Paris。Email: aromaphyto@yahoo.fr。 相關網站：www.aromalia.fr/boutique/compl-alim-aroma-nutrient/aroma-nutrient-n-10-02.html.

抗病毒精油芳療指南 ▌ Huiles Essentielles Antivirales ▌

鼻竇炎

　　鼻竇炎源自慢性或是急性的鼻竇發炎，肇因通常是細菌或病毒的感染。發病誘因與鼻竇裡的空氣是否流通順暢，以及分泌物是否能夠正常排出有關（相關因素與鼻中隔偏斜、鼻內息肉、過敏性鼻炎、使用人工呼吸器時的鼻內插管等等有關）。腸道發炎時，也可能會造成鼻竇炎，此因腸道受到阻塞而反應到鼻竇上。

　　鼻竇炎的症狀通常互有關連：流鼻水、中度發燒、頭痛以及受感染鼻竇部位產生疼痛感。上頜竇位於臉頰以及上半部的牙弓處，額竇以及篩竇位於眉毛下方，較少發生的蝶竇炎之位置就位在眼睛後頭。

呼吸道配方

胡椒薄荷精油 Mentha piperita ⋯⋯⋯⋯⋯⋯⋯⋯⋯⋯ 3ml

穗花薰衣草精油 Lavandula latifolia ⋯⋯⋯⋯⋯⋯⋯⋯ 2ml

茶樹精油 Melaleuca alternifolia ⋯⋯⋯⋯⋯⋯⋯⋯⋯ 4ml

薄荷尤加利精油 Eucalyptus dives ⋯⋯⋯⋯⋯⋯⋯⋯ 1ml

→將以上精油配方滴 3 滴在前臉頰（尤其感覺疼痛處），並輕輕按摩一下，每日 3 次。

→在一條手帕上滴 4-5 滴精油配方，隨時拿出掩面進行深呼吸。

內服配方

Aroma Nutrient 10-01 號膠囊 [15]：每日三餐前吞食 2 顆，療程 7

---

15 Laboratoire Aromalia 天然療方藥廠的產品資訊：www.aromalia.fr/boutique/compl-alim-aromanutrient/aroma-nutrient-n-1001.html.

天。之後每日午、晚餐前各吞 2 顆，療程 15 天（可依據病程演變調整）。

嚴重急性呼吸道症候群

嚴重急性呼吸道症候群（法文簡稱 SRAS，台灣簡稱 SARS）是 2002 年底首發於中國大陸的傳染性疾病，病原體是源自蝙蝠身上的一種病毒。此病毒之所以能夠傳染到人身上，中間的媒介是當地食用的野生動物果子狸。此病毒能夠人傳人，也很快就受到證實。然而即便在今日，人傳人的機制究竟如何運作，仍未確實研究出來。飛沫，似乎是主要的傳染途徑。

SARS 在早期稱為「非典型肺炎」，發作時會發高燒以及出現呼吸道症狀。潛伏期不會超過十天。在十個月的時間內 [16]，SARS 在全球 35 國造成 8,000 個病例（法國有 7 例），共約有 800 人死亡。世界衛生組織估計年齡超過 65 歲的患者，死亡率超過 50%。

感染 SARS 之後不到 24 小時內就可能出現症狀：發燒、咳嗽、呼吸不順暢，甚至是嚴重肺部感染（可能需要人工呼吸器協助）。若出現以上症狀，務必尋求醫師診斷。若曾在阿拉伯半島旅行過，也應小心感染 MERS（中東呼吸症候群冠狀病毒感染症）。

內服配方

熱帶羅勒精油 Ocimum basilicum L. ssp basilicum ⋯⋯⋯⋯⋯⋯ 1ml
錫蘭肉桂皮精油 Cinnamomum verum ⋯⋯⋯⋯⋯⋯⋯⋯⋯⋯ 1ml
冬季香薄荷精油 Satureja montana ⋯⋯⋯⋯⋯⋯⋯⋯⋯⋯⋯⋯ 2ml
百里酚百里香精油 Thymus vulgaris CT thymoliferum ⋯⋯⋯⋯⋯ 1ml

16　此句寫於 2015 年。

→將以上精油配方滴 1-2 滴到四分之一塊的方糖上，然後吸吮以利吸收；或者滴到 1 茶匙植物油上，又或滴到 1 茶匙的麥盧卡蜂蜜上後服用也行，每日 3 次（餐前），療程 7-10 天。

→服用 Stimu+ 膠囊：每日 2 次，每次服用 2 顆膠囊（餐前），療程 1-2 個月。

→服用力索維液態膠囊：每日 8-12 顆，為期 8-10 天。

皮膚吸收

錫蘭肉桂皮精油 Cinnamomum verum ⋯⋯⋯⋯⋯⋯⋯⋯⋯⋯ 10ml

綠花白千層精油 Melaleuca quinquenervia ⋯⋯⋯⋯⋯⋯⋯⋯ 20ml

摩洛哥野馬鬱蘭精油 Origanum compactum ⋯⋯⋯⋯⋯⋯⋯ 10ml

冬季香薄荷精油 Satureja montana ⋯⋯⋯⋯⋯⋯⋯⋯⋯⋯⋯ 10ml

→使用約 1 湯匙量的以上精油配方塗抹在胸部，並施以按摩，每日 3-5 次。

梅　毒

　　梅毒是經由性行為感染的細菌性疾病，病原體是蒼白密螺旋體。梅毒已有多年不為人所提起，近年來卻又捲土重來。一般而言，潛伏期在 10-90 天。症狀有可能過於輕微而被忽視，也有可能毫無症狀。症狀若是出現，可以分為三期。第一期：感染後的第三到第四週，會在細菌感染處（嘴部、陰莖、陰道或是肛門處）出現下疳（即表皮性的潰瘍，周邊均勻完整，下層有些腫脹，直徑可達 1 公分大小）。第二期：梅毒若未經治療，病情會開始演變，一段時間之後（從六星期到六個月），會開始在皮膚以及黏膜上出現紅疹，還會伴隨發燒、疲倦、頭痛以及肌肉痠痛。第三期：多年之後（有

時甚至長達 10-30 年）會出現嚴重併發症侵襲到皮膚、骨骼，甚至是更重要的器官（如神經系統以及心血管系統）。一旦罹患梅毒，務必在染病第一期就找醫師治療。

麥盧卡精油 Leptospermum scoparium ⋯⋯⋯⋯⋯⋯⋯⋯⋯⋯ 30mg
綠花白千層精油 Melaleuca quinquenervia ⋯⋯⋯⋯⋯⋯⋯⋯ 20mg
側柏醇百里香精油 Thymus vulgaris CT thujanol ⋯⋯⋯⋯⋯ 20mg
　　→足夠份量的賦形蠟劑以製作 2 號膠囊共 10 顆。
　　→每日 4 次，每次服用 1 顆膠囊，療程 2-3 個月。

內服配方

服用力索維液態膠囊，每日 8-12 顆，服用期間為療程最前面的第 8-10 天。

肺結核

使人感染肺結核的病原體狠毒非常，兇狠程度只排在愛滋病之後。結核桿菌（Mycobacterium tuberculosis）是致病的原因，而最常受到感染的部位是肺部。人傳人的途徑則是透過空氣傳播。當某人感染結核後，開始咳嗽、打噴嚏或是吐痰，此時都會將病菌傳散到空氣中，且只要吸入少量結核桿菌就會染上疾病。

染上肺結核的症狀（咳嗽、發燒、夜間盜汗、體重下降等等）可能在前幾個月都維持輕症，讓病患可能因此延緩就醫的時機，此時他們就會開始將病菌傳染給其他人。肺結核其實可以避免與醫治，精油尤其能幫上大忙。

印度藏茴香精油 Trachyspermum ammi ⋯⋯⋯⋯⋯⋯⋯⋯⋯⋯ 10ml
檸檬精油 Citrus limonum ⋯⋯⋯⋯⋯⋯⋯⋯⋯⋯⋯⋯⋯⋯⋯⋯ 15ml
苦橙葉精油 Citrus aurantium ssp aurantium ⋯⋯⋯⋯⋯⋯⋯ 10ml

茶樹精油 Melaleuca alternifolia ⋯⋯⋯⋯⋯⋯⋯⋯⋯⋯⋯⋯⋯ 15ml

→將以上精油配方滴 6-8 滴在胸部以及上背部，並加以按摩，每日 3-5 次。另外，也可以使用口服的方式：在 1 茶匙的麥盧卡蜂蜜上滴上 3 滴精油配方後服用，每日 3 次。不管按摩或是口服，療程皆是 3 星期，之後停個 1 星期，再重複療程，直到完全康復。

斑疹傷寒

斑疹傷寒這個感染性強且具傳染性的疾病是由立克次體細菌引起。立克次體的帶原者是嚙齒動物（家鼠等鼠類），牠們身上的蜱、蝨子或是跳蚤則將立克次體傳給人類。這類的傳染主要發生在骯髒或是衛生欠佳的場所。斑疹傷寒有許多種，如體蝨斑疹傷寒（又稱歐洲斑疹傷寒），由普氏立克次體（Rickettsia prowazeki）引起，藉由體蝨傳染；鼠類斑疹傷寒（亦稱熱帶斑疹傷寒），主要肆虐於熱帶國家，藉由跳蚤傳布，病原體是莫氏立克次體（Rickettsia mooseri）。

各種斑疹傷寒的症狀都類似，以體蝨斑疹傷寒來說，經過兩星期的潛伏期後，會出現發高燒、全身幾乎長滿無厚度起伏的斑疹紅點、頭痛、打寒顫、全身痠痛、咳嗽、噁心想吐等等，病患還具有僵直感以及少言的特徵。

芳樟精油 Cinnamomum camphora CT linalol ⋯⋯⋯⋯⋯⋯⋯ 3ml

藍膠尤加利精油 Eucalyptus globulus ⋯⋯⋯⋯⋯⋯⋯⋯⋯ 4ml

真正薰衣草精油 Lavandula angustifolia ⋯⋯⋯⋯⋯⋯⋯⋯ 3ml

茶樹精油 Melaleuca alternifolia ⋯⋯⋯⋯⋯⋯⋯⋯⋯⋯⋯⋯ 4ml

側柏醇百里香精油 Thymus vulgaris CT thujanol ⋯⋯⋯⋯ 4ml

足夠份量的賦形蠟劑以製作精油凝膠 ⋯⋯⋯⋯⋯⋯⋯⋯⋯ 32mg

→將以上精油配方以每日 3-5 次的頻率塗抹在手臂內側，療

程 20 天。

陰道炎

　　陰道炎即陰道發炎，通常與外陰部發炎有關，絕大部分屬於感染性疾病，罪魁禍首是滴蟲（Trichomonas）：此寄生蟲可透過用水、衛浴用品、尤其是性關係傳染。少數例子是因黴菌或其他病原體傳染。某些形式陰道炎的致病原因與荷爾蒙功能異常、外界物品的刺激或是皮膚疾病有關。陰道炎的主要症狀是白帶（陰道的白色分泌物），伴隨而來的症狀還包括局部灼熱刺痛感、搔癢與性交疼痛。少數人會有疲倦、輕微發燒的情況。若有疑似症狀，務必去婦科就診，藉由分泌物的採樣來確認病原體。性伴侶也應就醫檢驗，甚至進行治療。

真正薰衣草精油 Lavandula angustifolia ⋯⋯⋯⋯⋯⋯⋯⋯ 1ml
月桂精油 Laurus nobilis ⋯⋯⋯⋯⋯⋯⋯⋯⋯⋯⋯⋯⋯⋯⋯ 1ml
印度藏茴香精油 Trachyspermum ammi ⋯⋯⋯⋯⋯⋯⋯⋯⋯ 1ml
側柏醇百里香精油 Thymus vulgaris CT thujanol ⋯⋯⋯⋯ 1ml
植物油 ⋯⋯⋯⋯⋯⋯⋯⋯⋯⋯⋯⋯⋯⋯⋯⋯⋯⋯⋯⋯⋯ 20ml

　　→在局部患處塗抹以上精油配方 4-5 滴，每日 2 次，直到痊癒。

內服配方

　　服用力索維液態膠囊，每日 8-12 顆，療程 8-10 天。

水　痘

　　水痘是兒童常見疾病，傳染力非常強。它是由水痘帶狀皰疹病毒（皰疹病毒的一種）引起。法國每年將近有 80 萬例的水痘病患，

90% 的患者是小於 12 歲的兒童，20 歲以後才發生水痘的案例只有 5%。冬末春初是此病好發成為流行病的季節。水痘病毒主要藉由 呼吸道侵入人體，只要吸入病患的飛沫或是直接接觸水痘的皮膚患 處，就可能被傳染。被傳染的人，在爆發水痘前的 24-48 小時就具 有傳染力，且此傳染力可持續一星期。

被感染後的 10-21 天之內就會出現症狀：中度發燒（可以到 38℃）、可能會出現頭痛、皮膚出現紅色凸起的水泡（直徑 3-4 公 厘），裡頭充滿顏色澄清的液體。水痘通常會出現在胸部、肚子與 背部，但逐漸地會長滿全身，甚至頭皮、臉部、手部、腳部以及嘴 巴都可能會長水痘。水痘爆發期會伴隨極度的搔癢感，幾天之後水 痘內的液體會變得混濁，接著水痘變得乾燥，然後形成棕色的痂。 此時，水痘已經不具傳染性。結痂之後大約第六天會開始脫落，並 露出粉紅色的皮膚，如果不去抓它，通常不會留下疤痕。水痘如果 經過適當的治療，10-12 天後便會痊癒。

岩玫瑰精油 Cistus ladaniferus ⋯⋯⋯⋯⋯⋯⋯⋯⋯⋯⋯⋯⋯ 1ml

玫瑰草精油 Cymbopogon martinii ⋯⋯⋯⋯⋯⋯⋯⋯⋯⋯⋯⋯ 1ml

桉油樟精油 Cinnamomum camphora ⋯⋯⋯⋯⋯⋯⋯⋯⋯⋯⋯ 3ml

茶樹精油 Melaleuca alternifolia ⋯⋯⋯⋯⋯⋯⋯⋯⋯⋯⋯⋯⋯ 2ml

植物油或乙二醇 [17]（20ml）⋯⋯⋯⋯⋯⋯⋯⋯⋯⋯⋯⋯⋯⋯ 13ml

　→成人配方：在胸部塗抹以上精油配方 10 滴，每日 3 次，
　　療程 7 天。

---

17 乙二醇（Glycol）為精油的絕佳溶劑，質地非常乾爽，可用來製作觸感乾 爽的油脂（可依據你所希望的觸感，在植物油裡加入 5-40%）。

天 花

　　天花是由痘病毒科的天花病毒引起。天花會透過呼吸道感染，也可能透過皮膚接觸傳染（機率稍低一些）。天花的死亡率在 1%（次天花病毒）到 30%（主天花病毒）之間。染上天花的病患皮膚特徵非常明顯：膿皰會一次性地爆發。膿皰導致的皮膚病變處主要是在臉部與四肢。目前並不存在特別的醫療方式。

　　天花病毒的潛伏期約 7-17 天，平均是 14 天。初期的症狀是發高燒、頭痛與背痛，接著的 2-3 天後，會開始爆發膿皰。只有醫師能對這些皰痘做出正確診斷，並確定染病的嚴重程度。

內服配方

錫蘭肉桂皮精油 Cinnamomum verum ⋯⋯⋯⋯⋯⋯⋯⋯⋯ 20mg

月桂精油 Laurus nobilis ⋯⋯⋯⋯⋯⋯⋯⋯⋯⋯⋯⋯⋯⋯⋯⋯ 20mg

希臘野馬鬱蘭精油 Origanum heracleoticum ⋯⋯⋯⋯⋯⋯ 30mg

　　→由藥師準備的賦形蠟劑精油配方：2 號腸溶性膠囊

　　每日吞食 1 顆膠囊，療程至少 30 天，直到痊癒為止。

疣

　　疣是皮膚上的贅生物，各種疣的觸感質地不大相同，可以長在身上的任何一個地方，不過最常見的還是手腳。疣因病毒而分為兩種：第一種是乳突狀瘤（Papillomes），它最愛封閉與潮濕的地方，如運動鞋、游泳池、沖澡間、地毯或地墊（比如柔道場或其他體育空間）；第二種是尖頭濕疣（Condylomes, 俗稱的菜花），愛長在肛門與生殖器上，屬於性傳染病的一種。

　　疣會人傳人，不過各種疣的傳染能力不一。疣有時候會自動消

失，但還是建議盡早請醫師診治。

錫蘭肉桂皮精油 Cinnamomum verum ⋯⋯⋯⋯⋯⋯⋯⋯⋯⋯ 1ml

中國肉桂精油 Cinnamomum cassia ⋯⋯⋯⋯⋯⋯⋯⋯⋯⋯⋯⋯ 1ml

檸檬精油 Citrus limonum ⋯⋯⋯⋯⋯⋯⋯⋯⋯⋯⋯⋯⋯⋯⋯⋯ 2ml

冬季香薄荷精油 Satureja montana ⋯⋯⋯⋯⋯⋯⋯⋯⋯⋯⋯⋯ 1ml

→在長疣處滴 2 滴以上精油配方，早晚各一次，直到痊癒為止（可能需時 8 星期）。

傳統民俗配方

檸檬（精華）精油 Citrus limonum ⋯⋯⋯⋯⋯⋯⋯⋯⋯⋯⋯ 3ml

葡萄柚（精華）精油 Citrus paradisii ⋯⋯⋯⋯⋯⋯⋯⋯⋯⋯ 3ml

側柏酊劑 Teinture-mère de thuya ⋯⋯⋯⋯⋯⋯⋯⋯⋯⋯⋯⋯ 5ml

薰衣草醋 Vinaigre de lavande ⋯⋯⋯⋯⋯⋯⋯⋯⋯⋯⋯⋯⋯ 4ml

→每日在長疣處塗 2 次，直到痊癒為止（不管疣的狀態如何——流血、變黑、贅生——都可以塗用）。

中國肉桂精油 Cinnamomum cassia ⋯⋯⋯⋯⋯⋯⋯⋯⋯⋯⋯ 2ml

冬季香薄荷精油 Satureja montana ⋯⋯⋯⋯⋯⋯⋯⋯⋯⋯⋯ 3ml

白屈菜酊劑 Teinture-mère de chelidonium ⋯⋯⋯⋯⋯⋯⋯⋯ 5ml

→每日在長疣處塗 2 次，直到痊癒為止。

帶狀皰疹及病毒性神經炎

帶狀皰疹是一種痛感相當高的皮膚性感染，肇因是受到一種喜愛攻擊神經的病毒感染，與單純皰疹病毒以及水痘病毒近似，不過毒性略弱。此病的症狀一開始以短期的疼痛為特徵，之後病毒會隨著人體神經而分佈到軀幹、四肢，有時甚至牽連到眼部。接著開始於同一患處長出紅色水泡，帶來搔癢、灼熱與刺痛感，有時令人難

以忍受。之後隨著結痂的出現（帶狀皰疹的結痂期較長一些）就會開始邁向康復，有時會留下無法消除的疤痕。

基本上帶狀皰疹屬於良性感染，雖然相當疼痛，但會在三星期後消失。帶狀皰疹有時會在多年之後復發。後遺症——神經痛——有時會持續數個月（尤其是年長者）。如果帶狀皰疹轉趨嚴重，或是佈滿全身，或者侵襲到眼部，請即刻就醫。

穗花薰衣草精油 Lavandula spica ―――――――――――――――――― 2ml

胡椒薄荷精油 Mentha piperita ――――――――――――――――――― 2ml

綠花白千層精油 Melaleuca quinquenervia ―――――――――――――― 2ml

茶樹精油 Melaleuca alternifolia ――――――――――――――――――― 4ml

→每日在患處塗抹 8-10 次，每次使用 3-5 滴，直到痊癒。

第5章
精油在
小兒科上的運用

　　本章討論的對象是 3 個月大到 3 歲的嬰幼兒，以及 3-7 歲的兒童，所以我不會另外介紹特殊的精油，而以本書有詳細介紹過的為主。

　　嬰幼兒與兒童對精油的生化組成較為敏感，因此我選擇的精油會是成人適用，且經過證明有其效用，同時對幼兒和兒童又相對無害的精油。

　　此外，如果只是處於感染初期或是發病初期階段，我會建議先使用配方中精油的副產品純露（Eau floral, 也稱為 Hydrolat）。純露較為溫和，對嬰幼兒尤其有效。

特別注意事項

純　露

　　純露是在蒸餾精油過程中[1]所得的副產品，法文稱為 Eau florale 或是 Hydrolat。在日常的法文通俗用語中，Eau florale 指稱那些蒸餾自花朵（薰衣草、橙花、玫瑰、依蘭）的純露，Hydrolat 則指蒸餾自植物或其葉子的純露；不過為了溝通方便，法文裡常常以 Eau florale 指稱。在蒸餾過程中，水會變成可以攜帶植物分子的蒸氣，接著被冷凝，而所得的純露仍然含有植物的部分活性成分。

　　純露所含的活性分子濃度比精油低得多，其芬香分子濃度介於 0.05-0.1% 之間（即少於千分之一）。相對於純粹的精油，純露所含的植物分子量少得多，因此在運用時不會產生副作用：純露裡頭不含酸性物質，也不具腐蝕性的生化分子，可說是非常溫和的治療方式，也不需經過適應階段。因而純露很適合敏感者使用，比如幼童、孕婦或是年長者；或是因治療之故，必須長期使用某配方者。芳療的專業人士一致認為，純露仍舊攜帶植物或是花朵的一些「訊息或資訊」。

　　臨床運用時，我們發覺純露具有細膩的療效，對日常的小病痛具有溫和的校正效果，尤其適合嬰兒、兒童或是身體機能衰弱者。順便一提，純露對美容與照護日常身心舒適也具療好成效，甚至可用來調香飲料或是烹調料理[2]。

1　精油的蒸餾萃取方式，請見附錄的〈精油是如何萃取出來的？〉。

兒童的精油使用必須謹慎合理

　　雖然精油在法國許多商店都可以自由取用購買（也應該如此），然而這類天然健康產品其實具有強大活性，有時甚至比慣行醫療藥品更強大。因此，我們（醫療專業人員以及一般大眾）必須隨時提醒自己在使用方法與用量上，採取謹慎態度與合理使用。有些法則必須遵守，首先：在症狀出現或是發病時，請先就醫以獲取明確的診斷。本書提到的一些使用指示也必須遵守。此外，在將精油運用在嬰兒或是兒童之前，請務必先在其手臂內側的手肘彎處先測試一下皮膚忍受度，以確認該名寶寶或是兒童不會對某款精油或是植物油產生過敏反應。

重點提醒

一般人認為以及同意的「嬰兒」的定義是 3-36 個月，「兒童」則是 3-7 歲。在某些情況下，依據醫療人員的意見，「嬰兒」是指 3-30 個月，「兒童」則指 3-5 歲。

2　請參考以下兩本書。
　　—《新生活藝術：純露》（*Eaux florales-un nouvel art de vivre*, Presses du Châtelet 出版社，2012）。作者：Jean-Charles Sommerard 與 Ronald Mary。
　　—《純露運用指南》（*Eaux florales, mode d'emploi*, Hachette 出版社 Marabout 系列叢書，2014）。作者：Jean-Charles Sommerard 與 Aude Maillard。

適合兒童的治療方式

煩躁不安、焦慮與睡眠困擾

不管看的是哪個科別，在帶兒童前往看診前或即便是看診後，若兒童出現睡眠困擾、煩躁不安與焦慮，可以使用以下配方。

嬰兒與兒童適用

將 1 茶匙的橙花純露倒入嬰兒用的奶瓶裡，在睡前讓他吸食。

也可以使用以下配方：

真正薰衣草精油 Lavandula angustifolia ⋯⋯⋯⋯⋯⋯⋯⋯ 2 滴

羅馬洋甘菊精油 Anthemis nobilis ⋯⋯⋯⋯⋯⋯⋯⋯⋯⋯⋯⋯ 1 滴

植物油（甜杏仁油、杏桃核油或荷荷芭油均可）⋯⋯⋯⋯ 10ml

→ 使用以上精油配方替嬰兒按摩：以慈愛溫柔的手法幫嬰兒按摩全身，每日 3-4 次。

孩童疾病配方

百日咳

博德氏菌屬（Bordetella）的兩種細菌是造成人類染上百日咳的元凶，分別是百日咳博德特氏桿菌（Bordetella pertussis）以及副百日咳博德特氏桿菌（Bordetella parapertussis），兩者的傳染力都非常強。這些病原體會在氣管以及支氣管的呼吸道纖毛上皮增生繁殖，並釋出多種特別的毒素使人發病。潛伏期為 7-10 天，但患者的傳染力可達三星期（途徑：病患會在陣咳時，藉由口水飛沫將病菌傳染

出去）。剛開始的症狀是鼻炎、打噴嚏、咳嗽以及持續一到兩星期的發燒。之後，頑固的咳嗽益趨痙攣性，同時導致噁心感。陣咳會在夜間益形嚴重。當心，對於嬰兒來說，百日咳可能轉成重症。

嬰兒的預防及治療配方

真正薰衣草精油 Lavandula angustifolia ⋯⋯⋯⋯⋯⋯⋯⋯ 2 滴

澳洲尤加利精油 Eucalyptus radiata ⋯⋯⋯⋯⋯⋯⋯⋯⋯⋯ 2 滴

藍膠尤加利精油 Eucalyptus globulus ⋯⋯⋯⋯⋯⋯⋯⋯⋯⋯ 1 滴

茶樹精油 Melaleuca alternifolia ⋯⋯⋯⋯⋯⋯⋯⋯⋯⋯⋯⋯ 1 滴

植物油 ⋯⋯⋯⋯⋯⋯⋯⋯⋯⋯⋯⋯⋯⋯⋯⋯⋯⋯⋯⋯⋯⋯ 10ml

→將以上精油配方滴 2-3 滴在胸前以及背上，並稍加按摩，
每日 3 次，療程 3-4 天。

→在感冒或是流感開始肆虐期間，將 2 湯匙溫和的沉香醇百
里香 Thym à linalol 純露加入泡澡水裡，讓嬰兒在泡澡時獲
得保護力。

兒童的預防及治療配方

真正薰衣草精油 Lavandula angustifolia ⋯⋯⋯⋯⋯⋯⋯⋯ 4 滴

澳洲尤加利精油 Eucalyptus radiata ⋯⋯⋯⋯⋯⋯⋯⋯⋯⋯ 3 滴

藍膠尤加利精油 Eucalyptus globulus ⋯⋯⋯⋯⋯⋯⋯⋯⋯⋯ 3 滴

茶樹精油 Melaleuca alternifolia ⋯⋯⋯⋯⋯⋯⋯⋯⋯⋯⋯⋯ 2 滴

植物油 ⋯⋯⋯⋯⋯⋯⋯⋯⋯⋯⋯⋯⋯⋯⋯⋯⋯⋯⋯⋯⋯⋯ 10ml

→將以上精油配方滴 6-8 滴在胸前以及背上，並稍加按摩，
每日 3-5 次，療程 3-4 天。

嬰兒與兒童適用配方

澳洲尤加利精油 Eucalyptus radiata ·································· 1/4

真正薰衣草精油 Lavandula angustifolia ···························· 1/2

羅馬洋甘菊精油 Anthemis nobilis ································ 1/4

→請依照上述比例，將精油注入擴香器裡。如果有兒童在場，請每 2 小時擴香 5 分鐘。如果沒有兒童在場，可以每 2 小時擴香 10-15 分鐘。嬰兒配方：嬰兒不在現場時，每 2 小時擴香 5-10 分鐘（或在晚上睡前擴香）。

嬰兒與兒童適用泡澡配方

在一罐 250ml 的沐浴乳裡，加入各 10-12 滴的澳洲尤加利以及真正薰衣草精油，可在疾病流行期用以預防，或是病發初期用以支撐與加強抵抗力。

牙齒問題，長牙齒

將羅馬洋甘菊的純露蒸發後，以軟管導入嬰兒的嘴裡，一日數次。

或者：

將一茶匙的羅馬洋甘菊以及真正薰衣草純露倒入奶瓶中讓嬰兒吸食，或是倒入一水杯中，餵食給嬰兒。每日 2 次。

如果嬰兒能夠接受的話，也可以：

丁香花苞精油 Eugenia caryophyllus ······························ 10 滴

羅馬洋甘菊精油 Chamaemelum nobile ···························· 10 滴

植物油 ··· 5ml

→將以上精油配方滴 2-3 滴在你的小指上，以小指指腹按摩

嬰兒牙齦疼痛處。

發　燒

對嬰兒與兒童而言，發燒本身並不是疾病，而是症狀的一種。就如所有的症狀，發燒表示身體某處出現了問題，某種疾病正蓄勢待發。請找醫師或小兒科診斷。

在就醫之前，你可以：

嬰兒與兒童

檸檬精油 Citrus limonum ⋯⋯⋯⋯⋯⋯⋯⋯⋯⋯⋯⋯⋯⋯⋯ 1 滴

真正薰衣草精油 Lavandula angustifolia ⋯⋯⋯⋯⋯⋯⋯ 1 滴

澳洲尤加利精油 Eucalyptus radiata ⋯⋯⋯⋯⋯⋯⋯⋯⋯ 1 滴

茶樹精油 Melaleuca alternifolia ⋯⋯⋯⋯⋯⋯⋯⋯⋯⋯⋯ 1 滴

→將以上精油配方滴入一碗溫涼的水裡，以醫療用紗布沾濕後，塗抹在兒童身上，但請避開眼睛、生殖器官與黏膜處。

泡　澡

將以上精油配方混調入中性洗髮精或是沐浴乳中，接著混入浴缸的溫水裡，讓小小病患泡個澡（水溫必須比嬰兒或兒童的發燒溫度再低個 1-2 度）。

膿痂疹

膿痂疹是皮膚的細菌性感染，主要的病原體是金黃色葡萄球菌，有時鏈球菌也是元凶之一，又或者這兩種細菌一起造成此疾。膿痂疹在 2-5 歲的兒童身上很常見，傳染性也極強。症狀會先出現在人體的開口處（鼻腔、口腔或是肛門），不過如果抓搔，則會很

快地傳染到頭皮以及身體其他地方（屬自我傳染）。膿痂疹可以分為兩型，第一型是痂皮型膿痂疹（Impétigo croûteux）：這是 10 歲之前最常感染的類型，會在皮膚變紅處長出內含膿液的紅色痘痘，不過很快地會開始結痂。第二型是水皰型膿痂疹（Impétigo bulleux）：乳兒（嬰幼兒）較常見到，水皰常常會長在臉上、上半身軀體、會陰或是四肢的末端。水皰的直徑約在 1-2 公分，會持續 2-3 天之久，之後便破裂。水皰型膿痂疹的症狀可能還包括發燒、腹瀉以及疲倦，傳染性比痂皮型膿痂疹更強。治療膿痂疹的主要手段就是以肥皂水（以真正薰衣草 Lavandula angustifolia 純露替代更佳）清洗皮膚、待其乾燥，然後塗以精油配方。

丁香花苞精油 Eugenia caryophyllus ⋯⋯⋯⋯⋯⋯⋯⋯⋯⋯⋯⋯⋯⋯⋯⋯⋯ 2ml

波旁天竺葵精油 Pelargonium asperum ⋯⋯⋯⋯⋯⋯⋯⋯⋯⋯⋯⋯⋯⋯ 2ml

茶樹精油 Melaleuca alternifolia ⋯⋯⋯⋯⋯⋯⋯⋯⋯⋯⋯⋯⋯⋯⋯⋯⋯⋯⋯ 2ml

聖約翰草浸泡油 Millepertuis ⋯⋯⋯⋯⋯⋯⋯⋯⋯⋯⋯⋯⋯⋯⋯⋯⋯⋯⋯ 10ml

榛果油 Noisette ⋯⋯⋯⋯⋯⋯⋯⋯⋯⋯⋯⋯⋯⋯⋯⋯⋯⋯⋯⋯⋯⋯⋯⋯⋯⋯⋯ 30ml

嬰兒用法

在局部患處塗抹 3 滴以上精油配方，每日 3 次，療程 3 星期。另也以真正薰衣草純露每日潔淨患處 3-4 次。

兒童用法

在局部患處塗抹 5 滴以上精油配方，每日 4-5 次，療程 3 星期。另也以真正薰衣草純露每日潔淨患處 3-4 次。

泡澡，嬰兒與兒童適用

在一罐 250ml 的沐浴乳裡，加入 10-12 滴的真正薰衣草精油，

可在疾病流行期用以預防，或是病發初期用以加強處理。

鵝口瘡

鵝口瘡的特性是白色的外觀，病原體是長在嘴巴裡與舌頭上的黴菌——白色念珠菌。此菌在正常情況下，本就存在於口腔、胃部黏膜、甚至是生殖器黏膜上。只要白色念珠菌不正常過度增生，就會產生念珠菌相關的疾病。在嘴部的菌叢失衡有不一樣的成因，但常見的原因就是吃入太多抗生素。鵝口瘡不算太嚴重的疾病，但仍令人困擾，也不美觀。不論如何，醫師通常也會檢查消化道是否有白色念珠菌不正常增生，而致牽連到嘴部。

嬰兒用配方

真正薰衣草精油 Lavandula angustifolia ⸻⸻⸻ 1 滴

茶樹精油 Melaleuca alternifolia ⸻⸻⸻ 1 滴

植物油 ⸻⸻⸻ 1 湯匙

→以手指或棉花棒沾一些精油配方，塗抹在嘴內黏膜的白色患處，每日 3 次，療程 7-10 天。如果嬰兒仍處於吸奶期，也請用同樣配方照顧哺乳者的乳頭。並非一定要把整湯匙的精油配方都用盡，以上只是給出配方的比例。

兒童配方

真正薰衣草精油 Lavandula angustifolia ⸻⸻⸻ 1 滴

月桂葉精油 Laurus nobilis ⸻⸻⸻ 1 滴

玫瑰草精油 Cymbopogon martinii ⸻⸻⸻ 1 滴

茶樹精油 Melaleuca alternifolia ⸻⸻⸻ 1 滴

植物油 ⸻⸻⸻ 1 湯匙

→以手指或是棉花棒沾一些精油配方，塗抹在嘴內黏膜的白色患處，每日 3-5 次，療程 7-10 天。並非一定要把整湯匙的精油配方都用盡，以上只是給出配方的比例。

黴 菌

腳部黴菌病（又稱為運動員足或香港腳）多數是由皮癬菌（Dermatophyte）引起：是種會感染皮膚的真菌，但也會感染到頭髮、指甲以及皮膚（真菌會吸取這些部位的角蛋白）。運動員常受此病困擾，因為他們常穿封閉式的運動鞋，此為黴菌最愛生長的溫暖潮濕環境。

皮癬菌會造成傳染，尤其在這些場所：游泳池、三溫暖、公共沖澡間以及更衣室等等。腳部黴菌病並不危險也不嚴重，但會給患者帶來不舒服且慢性的症狀。

兒童配方，嬰兒不適用

玫瑰草精油 Cymbopogon martinii ⋯⋯⋯⋯⋯⋯⋯⋯⋯⋯⋯⋯⋯ 2 ml

岩玫瑰精油 Cistus ladaniferus ⋯⋯⋯⋯⋯⋯⋯⋯⋯⋯⋯⋯⋯⋯⋯ 2ml

丁香花苞精油 Eugenia caryophyllus ⋯⋯⋯⋯⋯⋯⋯⋯⋯⋯⋯ 0.5ml

月桂精油 Laurus nobilis ⋯⋯⋯⋯⋯⋯⋯⋯⋯⋯⋯⋯⋯⋯⋯⋯⋯⋯ 1ml

茶樹精油 Melaleuca alternifolia ⋯⋯⋯⋯⋯⋯⋯⋯⋯⋯⋯⋯⋯⋯ 2ml

→滴幾滴以上精油配方在所有腳趾上（以及趾間），每日 3-4 次，療程 3 星期。也可以在穿上封閉性運動鞋之前施用，當作預防。在前往有罹病風險處之前，也可以運用本配方。如果你家小孩的足部容易出汗，預防香港腳的方式是：每星期 1-2 次在足部塗抹以上配方。

蝨 子

當寄生蟲鑽到皮膚裡或是皮膚底下，就會引起皮膚寄生蟲疾病或是寄生蟲引起的皮膚炎。最常見的就是蝨病：此概括性的名詞指外部寄生蟲感染人體皮膚的疾病。蝨病有好幾種，但傳染力都非常強，最知名的是感染頭皮的頭蝨。另兩種主要的蝨病是感染身體的體蝨，以及被陰蝨感染的陰蝨病。最主要的症狀是感染區域會顯得極度地癢。過度抓癢又會讓皮膚長出小痘痘。

這些蝨子不易以肉眼觀察，牠們所產的卵會黏附在毛髮的基底部分，看起來像一粒一粒的白點。建議採取隔離手段，病人家屬也必須接受檢查與治療，並採取必要的衛生措施。以下建議的配方與治療手段，也可運用在其他的皮膚寄生蟲疾病。

嬰兒配方

每天在幫嬰兒洗完澡後，以肉桂以及真正薰衣草純露幫嬰兒大量地沖洗髮絲，直到蝨子不復存在後才停止療程。

兒童配方，嬰兒不適用

真正薰衣草精油 Lavandula angustifolia ⋯⋯⋯⋯⋯⋯⋯⋯⋯ 20 滴
茶樹精油 Melaleuca alternifolia ⋯⋯⋯⋯⋯⋯⋯⋯⋯⋯⋯⋯⋯ 20 滴
植物油 ⋯⋯⋯⋯⋯⋯⋯⋯⋯⋯⋯⋯⋯⋯⋯⋯⋯⋯⋯⋯⋯⋯⋯⋯ 50ml

→ 先把頭髮弄濕，然後就像塗抹護髮乳一樣，將以上精油配方大量施抹在頭髮上，每根頭髮都要塗到，並加以按摩，好讓髮絲能夠浸潤到精油配方。之後請將整個頭髮以塑膠膜包緊，等待 3 小時或甚至整夜。

→ 將精油配方塑膠膜取掉之後，以溫和的洗髮精洗兩次頭

髮，好將所有的蝨子與蝨卵去除。想要萬無一失，可以在第一次洗髮時，在洗髮精裡加入 2 滴真正薰衣草精油。

→洗髮完之後，請以梳齒極為細密的「防蝨梳子」將頭髮仔細地梳理一次，以去除被配方悶死的蝨體與蝨卵。此滅蝨方法極為有效！

疹

麻疹是種會讓人發疹且發燒的疾病，病原體為副黏液病毒科、麻疹病毒屬的病毒。人類是本病毒的唯一宿主。傳播途徑主要是空氣傳染：可以是經由患者的直接傳染，或是因病毒飄浮在空氣中所導致的間接傳染；此外也可能因為鼻咽部分泌物污染到物體表面造成。

麻疹造成的併發症在西方國家比較罕見，在較為貧窮的國家卻很常見，死亡率也相當高。病毒的傳布是由染病者噴散在空氣中的飛沫所致。病人在發疹前四天就具有傳染性。

麻疹通常發生在學齡前或是剛就學的兒童身上，成人較為少見。潛伏期約 10 天。發病期維持 4 天，會出現高燒、結膜炎、眼皮水腫、眼睛浮腫、流鼻水、咳嗽、腹瀉、腹痛、缺乏食慾、嘔吐等症狀。患病兒童顯得愛發脾氣，動不動就哭。皮膚發疹後四天，病毒就會自血液中消失。疹子會先發在臉上以及耳後，之後逐漸擴展。第二天：疹子會發滿全臉、頸部以及胸部上半部。第三天：疹子會發在上半身軀幹以及上肢。第四天則擴展到下肢。當疹子消退後的幾天，會脫一層薄皮。如果沒有併發症，此時便會退燒。麻疹需要十幾天才能逐漸康復，不過兒童仍會感覺疲累。

預防配方（疫情初始或初期症狀開始出現）

岩玫瑰精油 Cistus ladaniferus ⋯⋯⋯⋯⋯⋯⋯⋯⋯ 1ml

桉油樟精油 Cinnamomum camphora ⋯⋯⋯⋯⋯⋯ 2ml

玫瑰草精油 Cymbopogon martinii ⋯⋯⋯⋯⋯⋯⋯ 0.5ml

茶樹精油 Melaleuca alternifolia ⋯⋯⋯⋯⋯⋯⋯⋯ 1.5ml

植物油 ⋯⋯⋯⋯⋯⋯⋯⋯⋯⋯⋯⋯⋯⋯⋯⋯⋯⋯⋯ 15ml

嬰兒適用方式

將 5 滴以上精油配方與 1 茶匙植物油相混，塗抹在前胸與後背，每日 3 次，療程 7 天。

3-7 歲兒童適用方式

將以上精油配方滴 5-6 滴在兒童胸部，並稍加按摩，每日 3-4 次，療程 7 天。

成人適用方式

將以上精油配方滴 8-10 滴在胸部，並稍加按摩，每日 3-4 次，療程 7 天。

發作期間

岩玫瑰精油 Cistus ladaniferus ⋯⋯⋯⋯⋯⋯⋯⋯⋯ 1ml

穗花薰衣草精油 Lavandula latifolia L. ⋯⋯⋯⋯⋯ 1ml

摩洛哥藍艾菊精油 Tanacetum annuum L.[3] ⋯⋯⋯ 0.5ml

---

3 請勿將摩洛哥藍艾菊（Tanacetum annuum）與艾菊（Tanacetum vulgare）搞混，後者的酮類含量偏高，可能會造成某些毒性（尤其對兒童與嬰幼兒而言）。

芳樟精油 Cinnamomum camphora CT linalol ——————— 0.5ml

嬰兒適用方式

將 5 滴以上精油配方與 1 茶匙植物油相混，塗抹在前胸與後背，使配方覆蓋在發作的疹子上，每日 3 次，療程 7 天。

3-7 歲兒童適用方式

將以上精油配方滴 8-10 滴在兒童胸部以及發疹處，並稍加按摩，每日 3-4 次，療程 7 天。

成人適用方式

將以上精油配方滴 12-15 滴在胸部以及發疹處，並稍加按摩，每日 3-4 次，療程 7 天。

泡澡，所有人適用

在一罐 250ml 的沐浴乳裡，加入 10-12 滴的真正薰衣草精油 Lavandula angustifolia，可在疾病流行期用以預防，或是病發初期用以加強處理。

玫瑰疹

幼兒玫瑰疹又稱為「第六種疾病」，因它是會造成幼兒發生粉紅色皮疹的第六種疾病。玫瑰疹的病原體是人類皰疹病毒第六型，潛伏期不長，約 10 天左右。玫瑰疹屬於病毒性疾病，它是在潛伏期以及發燒期時，透過直接接觸傳染，之後才發疹。幼兒通常在疾病流行期受到感染，基本上屬良性疾病，多數感染者的年齡位在一個半月與兩歲之間，四歲以上就很罕見了。

玫瑰疹的病徵（發燒，之後爆出疹子）與猩紅熱以及風疹（德國麻疹）很類似：在三天的高燒之後（39-40℃）會突然退燒，接著長出淡粉紅色皮疹（全身都長，除了臉部）。發疹時間相當短暫：1-3天。關於玫瑰疹，目前不存在特定療法，若染上，只能靜待病程結束，之後患者也不會再受人類皰疹病毒第六型侵擾。

成人與兒童適用配方

澳洲尤加利精油 Eucalyptus radiata ⸺⸺⸺⸺⸺⸺⸺⸺ 1/4

真正薰衣草精油 Lavandula angustifolia ⸺⸺⸺⸺⸺⸺ 1/2

羅馬洋甘菊精油 Anthemis nobilis ⸺⸺⸺⸺⸺⸺⸺⸺ 1/4

→將以上精油按照比例置入擴香器裡，進行擴香。兒童在房間內時：每 2 小時擴香 5 分鐘。兒童不在房內：每 2 小時擴香 10-15 分鐘。

嬰兒適用配方

嬰兒不在房內時，每 2 小時擴香 5-10 分鐘（在睡前擴香也行）。

睡眠問題

請參見 158 頁：煩躁不安、焦慮與睡眠困擾。

猩紅熱

猩紅熱為細菌性傳染疾病，主要發生在 5-10 歲的兒童身上，病原體是鏈球菌，潛伏期為 2-5 天。症狀相當鮮明：發高燒（39-40℃）、打寒顫、喉嚨痛、肚子痛與嘔吐等等。之後嘴部與喉嚨部位的皮膚會開始發出紅疹，然後擴散到胸部與四肢（甚至包括手掌與腳掌）。如果猩紅熱的疹子長在彎曲皺摺處（手肘、膝蓋、腹股

溝），常會讓人覺得皮膚發癢。

岩玫瑰精油 Cistus ladaniferus ·············· 1ml

穗花薰衣草精油 Lavandula latifolia L. ·············· 1ml

芳樟精油 Cinnamomum camphora CT linalol ·············· 0.5ml

茶樹精油 Melaleuca alternifolia ·············· 1.5ml

→ 將以上精油配方塗抹在紅疹上，每日 3-4 次，療程 7 天。

也可以使用擴香的方式：

澳洲尤加利精油 Eucalyptus radiata ·············· 1/4

真正薰衣草精油 Lavandula angustifolia ·············· 1/2

羅馬洋甘菊精油 Anthemis nobilis ·············· 1/4

→ 將以上精油按照比例置入擴香器裡，進行擴香。兒童在房間內時：每 2 小時擴香 5 分鐘。兒童不在房內：每 2 小時擴香 10-15 分鐘。

嬰兒預防 / 保護擴香方式

嬰兒不在房內時，每 2 小時擴香 5-10 分鐘（在睡前擴香也行）。

大人與小孩適用泡澡配方

在一罐 250ml 的沐浴乳裡，加入各 10-12 滴的澳洲尤加利以及真正薰衣草精油，可在疾病流行期用以預防，或是病發初期用以支撐與加強抵抗力。

水　痘

水痘是兒童常見疾病，且傳染性極強。病原體是水痘帶狀疱疹病毒，屬於疱疹病毒的一種。法國每年的水痘病例約有 80 萬例。九成的兒童在 12 歲之前就感染過水痘，有 5% 的人會在 20 歲之後

才受感染。冬末春初是水痘傳染的高峰期。傳染途徑主要是透過呼吸道：吸入染病者的飛沫或是直接碰觸患者的病變皮膚。受到病毒感染後且在發出水痘之前的 24-48 小時，該名病患就具傳染力（並可以維持一星期）。

受感染者，在 10-21 天期間內會出現症狀：中度發燒（38℃）、可能出現頭痛、皮膚出現浮起的紅疹，隨後出現 3-4 公厘直徑大小的水泡（水泡內的液體呈澄清狀）。

這些水痘（水泡）會先長在胸前、肚子與背部，隨後擴及全身（甚至會長在頭皮、臉上、手部、腳部以及嘴上）。伴隨水痘而來的是極度的搔癢。幾天之後，隨著水痘愈長愈多，較先長出的水痘內的液體會轉為混濁，接著乾燥，然後結出棕色的痂，此時這些水痘已經不具病毒傳染力。大約第六天時，就會開始掉痂，出現粉紅色表皮，但通常不會留下疤痕，除非一直抓它。水痘若經過適當治療，通常在 10-12 天後就會痊癒。

岩玫瑰精油 Cistus ladaniferus ⋯⋯⋯⋯⋯⋯⋯⋯⋯⋯⋯⋯⋯ 1ml

玫瑰草精油 Cymbopogon martinii ⋯⋯⋯⋯⋯⋯⋯⋯⋯⋯⋯ 1ml

桉油樟精油 Cinnamomum camphora ⋯⋯⋯⋯⋯⋯⋯⋯⋯⋯ 3ml

茶樹精油 Melaleuca alternifolia ⋯⋯⋯⋯⋯⋯⋯⋯⋯⋯⋯⋯ 2ml

植物油或乙二醇（20ml）[4] ⋯⋯⋯⋯⋯⋯⋯⋯⋯⋯⋯⋯⋯ 13ml

嬰兒配方使用方式

將以上精油配方滴 4 滴在胸前，每日 3 次，療程 7 天。

4　乙二醇（Glycol）為精油的絕佳溶劑，質地非常乾爽，可用來製作觸感乾
　　爽的油脂（可依據你希望的觸感，在植物油裡加入 5-40%）。

兒童配方使用方式

將以上精油配方滴 6 滴在胸前，每日 3 次，療程 7 天。

也可以採用擴香的方式：

澳洲尤加利精油 Eucalyptus radiata ⋯⋯⋯⋯⋯⋯⋯⋯⋯⋯⋯⋯ 1/4

真正薰衣草精油 Lavandula angustifolia ⋯⋯⋯⋯⋯⋯⋯⋯⋯⋯ 1/2

羅馬洋甘菊精油 Anthemis nobilis ⋯⋯⋯⋯⋯⋯⋯⋯⋯⋯⋯⋯⋯ 1/4

→將以上精油按照比例置入擴香器裡，進行擴香。兒童在房間內時：每 2 小時擴香 5 分鐘。兒童不在房內：每 2 小時擴香 10-15 分鐘。

嬰兒預防 / 保護擴香方式

嬰兒不在房內時，每 2 小時擴香 5-10 分鐘（在睡前擴香也行）。

大人與小孩適用泡澡配方

在一罐 250ml 的沐浴乳裡，加入各 10-12 滴的澳洲尤加利以及真正薰衣草精油，可在疾病流行期用以預防，或是病發初期用以支撐與加強抵抗力。

疣

請參見 151 頁。

消化系統

安撫嬰兒的消化道問題

使用岩玫瑰 Cistus ladaniferus 或是百里香 Thymus 純露：將二分

之一茶匙的純露倒入水杯讓嬰兒服用，等量純露放在奶瓶裡讓嬰兒
吸食也可以，每日 4-6 次，直到其消化道恢復正常為止。

腹　痛

這裡指的是年齡不到四個月的嬰幼兒的或輕或重之腹痛狀況。
如果嬰兒變得愛哭易怒，就必須注意：不過不必擔心，一般屬於良
性。一般而言，這類嬰兒腹痛來得快去得也急。嬰幼兒腹痛很常
見，即便健康良好的嬰兒也可能會有（不論是哺乳或以奶瓶餵食）。
奇怪的是，這些小小患者通常不掉食慾，體重也正常增長。這類腹
痛感染可能發生在日間或是夜晚，可能持續幾分鐘或是幾小時。

目前專家還不確知發生原因，不過倒是提出以下推斷：可能肇
因於嬰兒的消化系統尚未發展健全或是尚處脆弱狀態，無法消化某
些食物所導致：即腸道功能欠佳，抑或是受到較大的壓力？某些狀
況下，嬰兒腹痛可能與其心理狀態有關：嬰兒感覺不安穩、有壓
力，便以生理狀態來展現……總之，我們尚無法掌握確切原因。所
以，在帶嬰兒就診前或是就診後，你可以……

在嬰兒晚上睡覺前，在奶瓶內倒入 1 茶匙的橙花純露，讓其吸食。

也可以採用擴香的方式：

真正薰衣草精油 Lavandula angustifolia ························· 2 滴
羅馬洋甘菊精油 Anthemis nobilis ································ 1 滴
植物油（甜杏仁油、杏桃核油或荷荷芭油）··············· 10ml
　　→將以上精油以慈愛溫柔的手法、輕柔地按摩嬰兒全身，每
　　日 3-4 次。

飲用配方：如果腹痛可能與消化道有關

使用岩玫瑰或是百里香純露：將二分之一茶匙的純露倒入水杯

讓嬰兒服用，或是等量純露放在奶瓶裡讓嬰兒吸食也可以，每日4-6次，直到其消化道恢復正常為止。

嬰幼兒腹瀉

遇到嬰幼兒腹瀉狀況時，糞便會變得較軟、較流質且次數變多。導致嬰兒腹瀉的主要原因通常是病毒性感染。這是嬰幼兒最常見的病症之一，請務必去小兒科掛號，以確定導致腹瀉的原因，進而調整飲食，或進行更進一步的治療。

丁香花苞精油 Eugenia caryophyllus ⋯⋯⋯⋯⋯⋯⋯⋯⋯⋯⋯⋯ 1ml
玫瑰草精油 Cymbopogon martinii ⋯⋯⋯⋯⋯⋯⋯⋯⋯⋯⋯⋯⋯ 3ml
檸檬精油 Citrus limonum ⋯⋯⋯⋯⋯⋯⋯⋯⋯⋯⋯⋯⋯⋯⋯⋯⋯ 1ml
龍艾精油 Artemesia dracunculus ⋯⋯⋯⋯⋯⋯⋯⋯⋯⋯⋯⋯⋯⋯ 1ml
馬鞭草酮迷迭香精油 Rosmarinus CT verbénone ⋯⋯⋯⋯⋯⋯ 1ml
植物油 ⋯⋯⋯⋯⋯⋯⋯⋯⋯⋯⋯⋯⋯⋯⋯⋯⋯⋯⋯⋯⋯⋯⋯⋯ 13ml

嬰兒適用方法與療程

將以上精油配方滴 5-6 滴在嬰兒腹部與下背部，每日 6 次，療程 5-7 天。本法也適用於 3 歲以上兒童以處理腹瀉狀況。

兒童適用方法與療程

將以上精油配方滴 8-10 滴在兒童腹部與下背部，每日 4 次，療程 5-7 天。

耳鼻喉系統

在就醫之前或之後（不管是哪種疑似感染或已確診感染），在

使用一般療法之前或使用期間，都可參考下面配方：

嬰兒配方（預防與治療）

真正薰衣草精油 Lavandula angustifolia ⋯⋯⋯⋯⋯⋯⋯⋯⋯⋯⋯⋯ 2 滴

澳洲尤加利精油 Eucalyptus radiata ⋯⋯⋯⋯⋯⋯⋯⋯⋯⋯⋯⋯⋯ 2 滴

茶樹精油 Melaleuca alternifolia ⋯⋯⋯⋯⋯⋯⋯⋯⋯⋯⋯⋯⋯⋯⋯ 1 滴

植物油 ⋯⋯⋯⋯⋯⋯⋯⋯⋯⋯⋯⋯⋯⋯⋯⋯⋯⋯⋯⋯⋯⋯⋯⋯⋯⋯ 10ml

→將以上精油配方塗抹在嬰兒的前胸與後背，每次 3-5 滴，
每日 3 次，療程 3-4 天。

→在耳鼻喉感染盛行期或是流感肆虐期間，將 2 湯匙溫和的
沉香醇百里香 Thym à linalol 純露加入泡澡水裡，讓嬰兒在
泡澡時獲得保護力。

兒童配方（預防與治療）

真正薰衣草精油 Lavandula angustifolia ⋯⋯⋯⋯⋯⋯⋯⋯⋯⋯⋯⋯ 4 滴

澳洲尤加利精油 Eucalyptus radiata ⋯⋯⋯⋯⋯⋯⋯⋯⋯⋯⋯⋯⋯ 4 滴

茶樹精油 Melaleuca alternifolia ⋯⋯⋯⋯⋯⋯⋯⋯⋯⋯⋯⋯⋯⋯⋯ 2 滴

植物油 ⋯⋯⋯⋯⋯⋯⋯⋯⋯⋯⋯⋯⋯⋯⋯⋯⋯⋯⋯⋯⋯⋯⋯⋯⋯⋯ 10ml

→將以上精油配方塗抹在兒童的前胸與後背，每次 6-8 滴，
每日 3-5 次，療程 3-4 天。

大人與小孩適用配方

澳洲尤加利精油 Eucalyptus radiata ⋯⋯⋯⋯⋯⋯⋯⋯⋯⋯⋯⋯⋯ 1/4

真正薰衣草精油 Lavandula angustifolia ⋯⋯⋯⋯⋯⋯⋯⋯⋯⋯⋯⋯ 1/2

羅馬洋甘菊精油 Anthemis nobilis ⋯⋯⋯⋯⋯⋯⋯⋯⋯⋯⋯⋯⋯⋯ 1/4

→請依照上述比例，將精油注入擴香器裡。如果有兒童在

場，請每 2 小時擴香 5 分鐘。如果沒有兒童在場，可以每 2 小時擴香 10-15 分鐘。嬰兒配方：嬰兒不在現場時，每 2 小時擴香 5-10 分鐘（或在晚上睡前擴香）。

咽峽炎

咽峽炎指咽部與扁桃腺受到感染，它可以自成一個疾病，也可以是其他感染性疾病的症狀之一。如果只把咽峽炎當作獨立的疾病來看，症狀相當容易判斷：發燒、吞嚥時產生疼痛感（吞嚥困難）以及咽部發炎。病毒性咽峽炎屬於良性發炎，細菌性咽峽炎就比較棘手，必須趕緊處理。

真正薰衣草精油 Lavandula angustifolia ···································· 2ml
綠花白千層精油 Melaleuca quinquenervia CT cinéole ············· 3ml
桉油醇迷迭香精油 Rosmarinus CT 1,8- cinéole ···················· 1.5ml
植物油 ··· 10ml

嬰兒適用方法與療程

將以上精油配方塗抹在嬰兒腳掌，並加以按摩，每日 2-3 次。

當嬰兒不在房內時，將澳洲尤加利 Eucalyptus radiata 與藍膠尤加利 Eucalyptus globulus 精油在嬰兒睡前 5 分鐘開始擴香 10 分鐘，以達到淨化空氣的目的，並幫助嬰兒能更順暢地呼吸。

兒童適用方法與療程

將以上精油配方塗抹在兒童的胸部與背部（約在肺部的高度），並加以按摩，每日 4-5 次。

當兒童不在房內時，將澳洲尤加利與藍膠尤加利精油在兒童房內擴香，每 2 小時擴香 5 分鐘，以達到淨化空氣的目的，並幫助嬰

兒能更順暢地呼吸。

肛門栓劑：3 歲以上兒童適用，須由芳療藥師製作

丁香花苞精油 Eugenia caryophyllus ⋯⋯⋯⋯⋯⋯⋯⋯⋯ 5mg

綠花白千層精油 Melaleuca quinquenervia CT cinéole ⋯⋯⋯ 20mg

側柏醇百里香精油 Thymus CT thujanol ⋯⋯⋯⋯⋯⋯⋯⋯ 10mg

→每顆調製好的蠟質賦形肛門栓劑重 1.2 公克，共 10 顆。

→每天早晚使用一 1 顆栓劑，為期 5 天。

你也可以使用以下方式泡澡。

大人與小孩適用泡澡配方

在一罐 250ml 的沐浴乳裡，加入各 10-12 滴的澳洲尤加利以及真正薰衣草精油，可在疾病流行期用以預防，或是病發初期用以支撐與加強抵抗力。

支氣管炎與氣管炎

當氣管與支氣管的黏膜發炎時，會導致氣管壁變厚、黏液分泌大增、能幫助排除黏液到體外的小纖毛失去作用；因此含有灰塵與微生物的黏液持續累積，接著引起咳嗽。此發炎現象可能很快地變得更為棘手，而出現發燒、咳嗽，且連帶使吐痰益顯費力。支氣管炎與氣管炎的最常見因素，來自細菌或是病毒感染，但成因也可能是過敏或其他物理或化學的因素。以下配方運用在 12-14 歲的孩童身上時，使用的精油比例必須減半。

兒童適用配方（非嬰兒！）發病初期以及預防皆可

藍膠尤加利精油 Eucalyptus globulus ⋯⋯⋯⋯⋯⋯⋯⋯⋯ 2ml

澳洲尤加利精油 Eucalyptus radiata ⋯⋯⋯⋯⋯⋯⋯⋯⋯ 3ml

綠花白千層精油 Melaleuca quinquenervia CT cineole ⋯⋯ 2ml

桉油樟精油 Cinnamomum camphora sb 1,8-cinéole ⋯⋯ 2ml

植物油 ⋯⋯⋯⋯⋯⋯⋯⋯⋯⋯⋯⋯⋯⋯⋯⋯⋯⋯⋯⋯⋯⋯ 5ml

→將以上精油配方用量大方地塗抹在胸部，每日 2-3 次，依據病況使用 5-10 天。

急症時

摩洛哥野馬鬱蘭精油 Origanum compactum ⋯⋯⋯⋯⋯⋯ 1ml

桉油樟精油 Cinnamomum camphora sb 1,8-cinéole ⋯⋯ 2ml

澳洲尤加利精油 Eucalyptus radiata ⋯⋯⋯⋯⋯⋯⋯⋯⋯ 1ml

綠花白千層精油 Melaleuca quinquenervia CT cineole ⋯⋯ 1ml

植物油 ⋯⋯⋯⋯⋯⋯⋯⋯⋯⋯⋯⋯⋯⋯⋯⋯⋯⋯⋯⋯⋯ 15ml

→將以上精油配方在胸部與背部各滴上 10-15 滴，並加以塗抹，每日 4 次直到症狀有明顯改善為止。

也可以採取擴香方式：

澳洲尤加利精油 Eucalyptus radiata ⋯⋯⋯⋯⋯⋯⋯⋯⋯ 1/4

真正薰衣草精油 Lavandula angustifolia ⋯⋯⋯⋯⋯⋯⋯ 1/2

羅馬洋甘菊精油 Anthemis nobilis ⋯⋯⋯⋯⋯⋯⋯⋯⋯⋯ 1/4

→請依照上述比例，將精油注入擴香器裡。如果有兒童在場，請每 2 小時擴香 5 分鐘。如果沒有兒童在場，可以每 2 小時擴香 10-15 分鐘。

大人與小孩適用泡澡配方

在一罐 250ml 的沐浴乳裡，加入各 10-12 滴的澳洲尤加利以及真正薰衣草精油，可在疾病流行期用以預防，或是病發初期用以支

撐與加強抵抗力。

細支氣管炎

此為急性發炎性疾病，主要受感染部位為細支氣管，會導致呼吸困難。60-90% 的細支氣管炎主要是受到呼吸道融合病毒（RSV）感染，然而副流感病毒與流感病毒也可能是致病原因。主要受害者是嬰幼兒，尤其是年齡在一個月到兩歲之間（2-8 個月的嬰兒更是最大受災戶，因為他們的細支氣管的口徑仍非常細小）。

此病流行期在 10 月中到 3 月之間，12 月是高峰期。病毒由分泌物直接傳染，或是藉由受污染的手部與器具感染。染病後的 8-10 天通常會自動好轉，不過偶發的咳嗽仍可能會持續 15-20 天。呼吸道融合病毒需要 3-7 天才會自嬰幼兒身上消失，但也不排除持續四星期之久。

嬰兒適用的預防與治療配方

藍膠尤加利精油 Eucalyptus globulus ································ 4 滴

澳洲尤加利精油 Eucalyptus radiata ································· 4 滴

綠花白千層精油 Melaleuca quinquenervia ··················· 2 滴

植物油 ··· 10ml

　→將以上精油配方塗抹在嬰兒的前胸與後背，每次 6-8 滴，
　　每日 3 次，療程 3-4 天。

也可以採取擴香方式：

澳洲尤加利精油 Eucalyptus radiata ································· 1/4

真正薰衣草精油 Lavandula angustifolia ························· 1/2

羅馬洋甘菊精油 Anthemis nobilis ·································· 1/4

　→請依照上述比例，將精油注入擴香器裡。嬰兒不在現場

時，請每 2 小時擴香 5 分鐘。

泡　澡

兒童：在一罐 250ml 的沐浴乳裡，加入各 10-12 滴的澳洲尤加利以及真正薰衣草精油，可在疾病流行期用以預防，或是病發初期用以支撐與加強抵抗力。

嬰兒：避免使用精油，建議在嬰兒泡澡之後，以各 1 湯匙的尤加利與真正薰衣草純露幫嬰兒做腳部按摩。

流感以及禽流感

關於好發於冬季的病毒性流行感冒，我在之前的著作裡已經多所討論 [5]。流感通常是良性的，但有時卻會造成嚴重的併發症（尤其是老人與體質虛弱者）。請勿將簡單的小感冒與流感相提並論。在 2-5 天的潛伏期後，流感症狀就會出現：頭痛、打寒顫、身體虛弱、全身痠痛以及發燒（38-39℃）。此時，流感的傳染力已經非常強，尤其是口水與呼吸出來的帶病毒飛沫。流感的症狀通常會維持 4-5 天。

注意：流感是由病毒所引起，抗生素只對細菌有效！……不過仍有不少醫師會開抗生素給病人，目的基本上是為「保險起見」，避免重複感染。以下是我經過許多臨床經驗後，所確認有效的精油配方。

嬰兒適用的預防與治療配方

真正薰衣草精油 Lavandula angustifolia ⋯⋯⋯⋯⋯⋯⋯⋯⋯⋯⋯⋯⋯ 2 滴

5　請參閱《用以對抗流行感冒的精油》。

澳洲尤加利精油 Eucalyptus radiata ⋯⋯⋯⋯⋯⋯⋯⋯⋯⋯⋯ 1 滴

綠花白千層精油 Melaleuca quinquenervia ⋯⋯⋯⋯⋯⋯⋯⋯ 1 滴

摩洛哥野馬鬱蘭精油 Origanum compactum ⋯⋯⋯⋯⋯⋯⋯ 1 滴

植物油 ⋯⋯⋯⋯⋯⋯⋯⋯⋯⋯⋯⋯⋯⋯⋯⋯⋯⋯⋯⋯⋯⋯⋯ 10ml

→將以上精油配方塗抹在嬰兒的前胸與後背，每次 3-5 滴，
每日 3 次，療程 3-4 天。另在流感流行期間，也可將 2 湯
匙溫和的沉香醇百里香 Thym à linalol 純露加入泡澡水裡，
讓嬰兒在泡澡時獲得保護力。

兒童適用的預防與治療配方

真正薰衣草精油 Lavandula angustifolia ⋯⋯⋯⋯⋯⋯⋯⋯⋯ 4 滴

澳洲尤加利精油 Eucalyptus radiata ⋯⋯⋯⋯⋯⋯⋯⋯⋯⋯⋯ 4 滴

綠花白千層精油 Melaleuca quinquenervia ⋯⋯⋯⋯⋯⋯⋯⋯ 1 滴

摩洛哥野馬鬱蘭精油 Origanum compactum ⋯⋯⋯⋯⋯⋯⋯ 1 滴

植物油 ⋯⋯⋯⋯⋯⋯⋯⋯⋯⋯⋯⋯⋯⋯⋯⋯⋯⋯⋯⋯⋯⋯⋯ 15ml

→將以上精油配方塗抹在嬰兒的前胸與後背，每次 6-8 滴，
每日 3-5 次，療程 3-4 天。

大人與小孩適用配方

澳洲尤加利精油 Eucalyptus radiata ⋯⋯⋯⋯⋯⋯⋯⋯⋯⋯⋯ 1/4

真正薰衣草精油 Lavandula angustifolia ⋯⋯⋯⋯⋯⋯⋯⋯⋯ 1/2

羅馬洋甘菊精油 Anthemis nobilis ⋯⋯⋯⋯⋯⋯⋯⋯⋯⋯⋯⋯ 1/4

→將以上精油按照比例置入擴香器裡，進行擴香。兒童在房
間內時：每 2 小時擴香 5 分鐘。兒童不在房內：每 2 小時
擴香 10-15 分鐘。

嬰兒適用擴香方式

嬰兒不在房間內時，每 2 小時擴香 5-10 分鐘，或是在嬰兒睡前進行擴香。

肛門栓劑

須由藥房的藥劑師製作，以下配方適用兒童，不適用嬰兒。

澳洲尤加利精油 Eucalyptus radiata ⋯⋯⋯⋯⋯⋯⋯⋯⋯⋯⋯⋯⋯⋯ 50mg

側柏醇百里香精油 Thymus CT thujanol ⋯⋯⋯⋯⋯⋯⋯⋯⋯⋯⋯⋯ 20mg

月桂葉精油 Laurus nobilis ⋯⋯⋯⋯⋯⋯⋯⋯⋯⋯⋯⋯⋯⋯⋯⋯⋯⋯⋯ 10mg

　→請藥師製作 1.2 公克的蠟質栓劑共 10 顆。

　→每日 3 次，每次使用 1 顆栓劑，療程 3 天。

內服配方

須由藥房的藥劑師製作，以下配方適用兒童，不適用嬰兒。

側柏醇百里香精油 Thymus CT thujanol ⋯⋯⋯⋯⋯⋯⋯⋯⋯⋯⋯⋯ 25mg

澳洲尤加利精油 Eucalyptus radiata ⋯⋯⋯⋯⋯⋯⋯⋯⋯⋯⋯⋯⋯⋯ 20mg

丁香花苞精油 Eugenia caryophyllus ⋯⋯⋯⋯⋯⋯⋯⋯⋯⋯⋯⋯⋯⋯ 5mg

中性賦形蠟劑 ⋯⋯⋯⋯⋯⋯⋯⋯⋯⋯⋯⋯⋯⋯⋯⋯⋯⋯⋯⋯⋯⋯⋯ 320mg

　→由藥師準備的賦形蠟劑精油配方：0 號膠囊，共 20 顆。

　→每日 4 次，每次內服 1 顆膠囊，療程 5 天。

大人及小孩皆適用的泡澡配方

在一罐 250ml 的沐浴乳裡，加入各 10-12 滴的澳洲尤加利以及真正薰衣草精油，可在疾病流行期用以預防，或是病發初期用以支撐與加強抵抗力。

流行性腮腺炎

請見 132 頁。

耳　炎

耳炎只是一個概稱，包含內耳、中耳與外耳的發炎性感染症狀。會導致耳炎的病原體已經對部分抗生素產生抗藥性，這些病原體主要是：鏈球菌、肺炎鏈球菌、葡萄球菌以及嗜血桿菌。耳炎的併發症並不常見，卻有可能相當嚴重，像是腦膜炎與乳突炎。所以萬一有疑似耳炎的症狀出現，請立刻尋求醫師的精確診斷。耳炎頗為常見，但一點都不良性，請小心！

請注意：以下配方只針對兒童適用，嬰兒不適用。

皮膚吸收：兒童適用，嬰兒不宜！

澳洲尤加利精油 Eucalyptus radiata ⋯⋯⋯⋯⋯⋯⋯⋯⋯⋯⋯ 1ml

沉香醇百里香精油 Thymus vulgaris CT linalol ⋯⋯⋯⋯⋯⋯⋯ 0.5ml

穗花薰衣草精油 Lavandula spica L. ⋯⋯⋯⋯⋯⋯⋯⋯⋯⋯⋯ 0.5ml

→將以上精油配方滴 2-3 滴在棉花條上，然後塞進耳內，每日 3 次，療程 5 天。也可以滴 1-2 滴在耳屏以及淋巴結上，稍加按摩，每日 4 次。

肛門栓劑：兒童適用，嬰兒不宜！

澳洲尤加利精油 Eucalyptus radiata ⋯⋯⋯⋯⋯⋯⋯⋯⋯⋯⋯ 20mg

玫瑰草精油 Cymbopogon martinii ⋯⋯⋯⋯⋯⋯⋯⋯⋯⋯⋯⋯ 20mg

茶樹精油 Melaleuca alternifolia ⋯⋯⋯⋯⋯⋯⋯⋯⋯⋯⋯⋯⋯ 40mg

→由藥師準備賦形蠟劑精油肛門栓劑，每顆 1.2 公克，共 10 顆。

→每日 3 次，每次使用 1 顆栓劑，療程 3 天。

內服配方：兒童適用，嬰兒不宜！

藍膠尤加利精油 Eucalyptus globulus ⋯⋯⋯⋯⋯⋯⋯⋯⋯⋯ 15mg

穗花薰衣草精油 Lavandula spica L. ⋯⋯⋯⋯⋯⋯⋯⋯⋯⋯ 10mg

冬季香薄荷精油 Satureja montana ⋯⋯⋯⋯⋯⋯⋯⋯⋯⋯⋯ 30mg

→由藥師以賦形蠟劑製作 0 號大小膠囊，總共 20 顆 ⋯ 320mg

→每日吞食 3 顆膠囊，療程 1 星期。

咽　炎

此咽部發炎（咽部指位於喉嚨後面的區域，在氣管和食道的入口處）如果觸及扁桃腺（屬免疫系統防禦器官，位於舌部高度，喉嚨的後方），也稱為咽扁桃炎（Pharyngo-amygdalite）或是咽峽炎。當咽炎是受到感染所致，且伴隨鼻炎或是感冒，我們稱它為鼻咽炎（Rhinopharyngite）。它也可能伴隨其他併發症，如急性耳炎、鼻竇炎、喉炎、囊腫、熱痙攣等等。咽炎的發生常常是因為受到病毒（如腺病毒、鼻病毒）或是細菌（流感嗜血桿菌）染感所致。

真正薰衣草精油 Lavandula angustifolia ⋯⋯⋯⋯⋯⋯⋯⋯ 2ml

綠花白千層精油 Melaleuca quinquenervia ⋯⋯⋯⋯⋯⋯⋯ 3ml

桉油醇迷迭香精油 Rosmarinus CT 1,8- cineole ⋯⋯⋯⋯ 1.5ml

植物油 ⋯⋯⋯⋯⋯⋯⋯⋯⋯⋯⋯⋯⋯⋯⋯⋯⋯⋯⋯⋯⋯⋯⋯⋯ 10ml

嬰兒配方使用方式

將以上精油配方在嬰兒的腳底上按摩，每日 2-3 次。

　　嬰兒不在房內時，以精油在其房內擴香，時機在睡前 5 分鐘，擴香時間則為 10 分鐘。擴香用精油：澳洲尤加利精油與藍膠尤加利精油。作用：淨化環境空氣以及幫助嬰兒呼吸順暢。

兒童配方使用方式

　　用以上精油配方在兒童的前胸以及後背（肺部的高度）進行按摩，每日 4-5 次。

　　兒童不在房內時，以精油在其房內擴香。每 2 小時擴香 5 分鐘。擴香用精油：澳洲尤加利精油 Eucalyptus radiata 與藍膠尤加利精油 Eucalyptus globulus。作用：淨化環境空氣以及幫助兒童呼吸順暢。

肛門栓劑：3 歲以上兒童適用，須由芳療藥師製作

　　綠花白千層精油 Melaleuca quinquenervia CT cinéole ············· 20mg
　　丁香花苞精油 Eugenia caryophyllus ····································· 5mg
　　側柏醇百里香精油 Thymus CT thujanol ······························ 10mg
　　　→每顆調製好的蠟質賦形肛門栓劑重 1.2 公克，共 10 顆。
　　　→每天早晚使用 1 顆栓劑，為期 5 天。

大人及小孩皆適用的泡澡配方

　　在一罐 250ml 的沐浴乳裡，加入各 10-12 滴的澳洲尤加利以及真正薰衣草精油，可在疾病流行期用以預防，或是病發初期用以支撐與加強抵抗力。

咳　嗽

　　嬰兒與兒童：咳嗽本身並不是疾病，而是症狀。一如所有的症狀，它指出身體開始出現狀況，疾病正在形成：馬上聯想到耳鼻喉

疾病有其道理，但不僅限於此……消化道疾病也可能以咳嗽的症狀外顯出來……請至小兒科或是家醫科就診確認。

附　錄

精油到底是什麼？[1]

　　依據 ISO 9235 國際標準中的「天然來源的芳香原料─字彙篇」（Matières premières aromatiques d'origine naturelle – vocabulaire）的定義，精油是指「經由物理方式進行水相分離──如藉由水蒸氣帶動萃取、或由機械壓榨柑橘類果實的外果皮、或藉由乾式蒸餾──後所獲得的植物原料產品」。我們也可以說精油是芳香植物的芳香分子（Odoriférants）揮發後的液態濃縮液；芳香植物指在其器官裡（葉

---

[1] 相關技術性資料，我要在此感謝 Jean-Charles Sommerard 提供。Sommerard 是精油蒸餾業者，也生產令人身心愉悅的系列香水。相關網站：Laboratoire Sevessence – www.sevessence.com/www.mesessentielles.com/fr/huiles-essentielles.html。相關參考書籍：《我的香氣工作室》（*Mon atelier d'aroma*, Marabout 出版社，2012）。

片、莖幹、根部、樹皮、果皮等）含有高比例的芳香分子，芳香植物除了用來萃取精油，也常用於烹飪。經過水蒸氣蒸餾後所獲得的精油，不含任何的脂肪，僅含揮發性的芳香分子。柑橘類（佛手柑、檸檬、橘子等等）果皮經過直接壓榨後所獲得的產品，其實是「精華」（Essence），不過為了日常溝通方便，我們通常稱它們為檸檬精油或柳橙精油。

精油是如何萃取出來的？

藉由水蒸氣蒸餾萃取

這樣的萃取方式有點像壓力鍋。首先，我們在蒸餾器的籃子裡（有打孔）裝填上所要蒸餾的植物（可以是葉片、花朵、樹皮或整株植物等），這籃子就嵌在一個裝滿水的大槽裡，位在水面上面一點的位置。大水槽位於一熱源之上，此時開始加熱水槽。槽內的水很快轉化成水蒸氣，水蒸氣接著穿過植物，並將其所含的芳香分子帶入蒸餾器的蛇形管裡；蛇形管其實位於一裝滿冷水的槽內：此為冷凝器。依據冷凝的原則，水蒸氣會重新轉變成液體，並流到精油分離壺（Essencier）內，之後因密度不同，精油會和水份（此即純露）產生分離：純露會沉在底下，精油則浮在純露之上[2]。經過蒸餾過程後，液態的純露會帶有微量[3]的芳香分子。

---

2 但有幾個少數例外，以比重較高的精油來說，上下層現象是相反的，例如肉桂精油：純露會飄在上面，肉桂精油則沉於精油分離壺的底部。
3 在蒸餾之後，由蒸氣轉變而成的純露，所含的香氣與芳香分子濃度在 0.05-0.1%。專業人員以 PPM（百萬分之一）表示濃度，即 500-1,000PPM（0.05-0.1%）。

冷壓的萃取方式只用在柑橘類果皮，如檸檬、橘子、甜柳橙、苦橙以及葡萄柚等等。如前面解釋的，這類精油其實是「精華」。

購買精油注意事項

—產品種類：精油、純露、植物油等等。

—精油的俗名標示。

—精油的植物拉丁學名標示，可補俗名不夠精準之處。

—精油萃取的植物部位（葉片、果實、花朵、根部等）之標示；萃取的部位不同，精油具有的特性也不同。

—精油的化學類型（Chémotype）標示。化學類型是對某精油的活性成分分析，健康專業人員可依此獲得該精油的完整生化描述。由於同一種植物（拉丁學名相同）會因所生長的風土之異以及植株生長循環的差別，造成萃取的精油之生化組成產生差異，所以此時單單是標示植物拉丁學名已顯不足，化學類型的標示此時顯得有其必要，才能進一步了解該精油特性。

精油品質的保證

「本精油源自有機種植」（Produit issu de l'agriculture biologique）：如此標示的精油才能信任。精油瓶身必須如此標示，並且要標示出認證的單位。因為一株種植於受污染地帶的植物，在成長期間必定飽受殺蟲劑的「洗禮」，它所含的化學組成與療效特性，必定與種植於健康無污染後環境、以自然手法培育且順天應時所長出來的植株不同。

在經過確認之後，讀者可以接受的另一種標示是「百分之百純淨且天然的精油」（Huiles essentielles 100 % pures et naturelles），這通常是因為該精油業者財力受限，無法付費讓有機農法認證機構加以

認證，但也有可能是製作精油的植物是野生的，所以無法被認證為有機種植。

精油使用建議

—**精油內用（En usage interne）**：口服吸收（膠囊）、肛門吸收（栓劑）或是陰道吸收（塞劑），請務必徵詢芳療醫師或芳療藥師的建議。

—**重要注意事項（Important）**：如果你在不經意間吸收了精油，請吞下幾匙的植物油加以稀釋（如第一道初搾的冷壓有機橄欖油等）。如果吸收的精油量相當高，請就近聯絡你所在的醫療機構。

—**精油外用（En usage externe）**：皮膚外用時，絕大多數情況下都請以植物油先加以稀釋。皮膚外用的問題較少，多數情況下也建議外用。皮膚對精油的吸收效率非常高，簡直是在「吃油」，在皮膚吸收的幾個小時之後，便可在尿液裡驗到精油殘留量！

注意事項

—針對會對皮膚產生刺激性的精油，請以植物油提高稀釋比例。

—在外出曬到太陽之前，請小心使用具有「光敏性」的精油。

—不要在身體黏膜處（眼睛、鼻子、耳朵、陰道等等）或是敏感脆弱部位直接使用純精油，建議向芳療師尋求建議。

科學參考文獻重點擷取：
以下文獻著重在將抗病毒、抗細菌、殺菌、抗黴菌精油運用在健康保健的領域

精油的療效運用：老人院的案例研究

本篇藥學博士論文由作者馬耶（Florence Mayer）於 2012 年 3 月 20 號寫成，由洛林麥斯大學（Université Lorraine Metz）藥學系審定通過

導論節錄

今日的精油使用益趨廣泛，不論是在藥房或是其他販售的商家都是如此。當下的大眾對以植物為基材的用品與回歸更加天然的療法產生高度興趣，各媒體也爭相報導而蔚為風潮，以植物和精油來維護身心健康的文章也如雨後春筍地冒出來。

以芳療或說以精油來達成某些治療效果，在法國已漸漸成為顯學，甚至成為正式醫療的輔助性療法。芳療可讓身心健康處於和諧狀態。

本論文的第一個部分介紹了精油與芳療概論，以闡明不同精油的特性如何用在老人院的高齡人士身上。精油的生化結構與其療效特性之間的關聯，也是論文第一部分討論的重點。

論文的第二部分則強調以不同的方式運用精油，以為老人院住戶帶來特定療效，這些方式包括以下手法：在環境中擴香、輕拍精油於皮膚上、芳療泡浴以及內服吸收。本老人院的阿茲海默診療中心也在此提出特別討論：該中心擁有多重感官治療室（Espace snoezelen），能喚起年長者的感官與記憶。在老人院裡使用芳療的益

處以及其限制也會在論文中加以闡述。

論文的最後一部分，則探討在另一家老人院裡在從無到有的情況下導入芳療應用與實施標準程序，此外還更進一步探討芳療與正規醫療如何相輔相成。

在第二家老人院的臨床案例分析，對芳療的運用與療效有清楚的剖析。

結論節錄

芳療運用在多種層面上，其中精油對皮膚的抗感染特性以及癒合作用特別有效，特別值得重視。

在芳療領域上，已有愈來愈多的科學研究證明精油的有效性。在此同時，精油的使用必須謹慎為之，不管是內服還是外用……當目前的正規醫療在某些醫療領域上顯得左支右絀時，芳療於是成為另一種醫療選擇，尤其是在皮膚科與感染領域上，芳療別有長處。

當年長者在走向生命盡頭的階段時，可以運用精油當作其身心陪伴；甚至在患有阿茲海默症的長者身上，現已證實精油可以使他們感到身心更加舒適……。

更多本論文相關資訊請見：www.docnum.univ-lorraine.fr/public/BUPHA_T_2012_MAYER_FLORENCE.pdf.

當地特有植物「芳達奈西百里香」的抗黴菌與抗黃麴毒素的潛力療效研究

本論文在 2010 年刊於《實驗室科技》(*Les Technologies de laboratoire*)期刊上，作者是 Zohra Mohammedi[1,2]、Sanâa Bachik[2] 與 Nacéra Belkaroube[2]

導論節錄

……我們研究的是幾種芳香植物的精油對抗黴菌與黃麴毒素的效用，研究的黴菌植株對象是黃麴菌（Aspergillus flavus）。以上幾種植物的精油萃取是以水蒸氣進行，採用的是克萊文氏型蒸餾器（Clevenger）。以下三種植物樣本：脣形科的芳達奈西百里香（Thymus fontanesii）、繖形科的 Ammoides verticillata 以及脣形科的胡薄荷（Mentha pulegium）的精油產出率，分別是 3.09%、3.85% 與 3.25%。以上幾種植物精油經過與黃麴菌進行直接接觸實驗後，顯示芳達奈西百里香精油的抗黴菌效果極為顯著，最小抑菌濃度為 0.75 微克／毫升，表示芳達奈西百里香精油具有天然抗真菌作用。由於黃麴毒素 B 型與 B1 型在芳達奈西百里香精油作用下，毒素數量大幅降低，顯現本精油在實驗室的操作下具有對抗黃麴毒素的潛力。

更多本論文相關資訊請見：www.gazettelabo.info/archives/M46/page%208.pdf.

---

1 作者任職於阿爾及利亞 Abou Bakr Belkaid 大學的細胞與分子生物學系之下的天然食材實驗室。
2 作者任職於阿爾利亞 Mascara 大學的生物學系之下的微生物實驗室。

源自精油的抗菌分子：
分離、認定與抗菌作用方式

本博士論文由 Élodie Guinoiseau 在科西嘉的 Corse Pasquale-Paoli 大學提出，作者就讀的是科學與技術學院下的「環境與社會博士學院」。論文提出時間：2010 年 12 月 6 日

導論節錄

抗生素於 20 世紀初被人類發現，促使醫療研究往前邁了一大步，也讓現代醫學突飛猛進。優質抗生素的導入與使用，相當程度地降低了以前一度被認為是不治之症的死亡率。抗生素有效地控制與限制病原體的擴散，使得人類一度期許所有的傳染性疾病都可以被消滅。不幸地，能對抗抗生素的細菌的出現，讓此希望終至破滅。抗藥性的出現與上升，要歸因於抗生素的過度與不適當地使用。抗生素用來治療與預防疾病，然而它不僅消滅對抗生素敏感的細菌，同時也「遴選」出具抗藥性的細菌。細菌對抗生素產生抗藥性是種普遍現象，所有的細菌都有這種傾向與能力。事實上，研究人員也會對市面上可找到的抗生素產生抗藥性的細菌做了表格羅列。部分會造成肺病、腦膜炎與耳炎的肺炎球菌（如肺炎鏈球菌），已經對盤尼西林產生抗性。與此同時，會造成囊腫與敗血症的金黃色葡萄球菌的多個菌株已經對多種抗生素產生抗性：甚至包括對不久前仍被認為是醫療最後手段的萬古黴素也能抵抗。相同情況也發生在腸球菌屬（包括糞腸球菌與屎腸球菌），這類細菌原本就存在人類的腸道中，卻也可能造成心內膜炎與敗血症。在健康醫療領域裡，抗藥性細菌的繁衍已成目前重大議題。這類細菌對任何醫療手段已經「無感」，使得醫療上可用的抗生素種類大幅減少。更嚴重的是，由這類具有抗藥性的細菌所造成的感染，常常會拉長病程且

提高死亡率。多重抗藥性大大地削弱了抗生素療法的有效性，最後
導致醫療窘境的出現……。

結論節錄

本研究的目的是描述精油抗菌的作用模式，以及確認具有抗菌
性的芳香分子。

首先，在描述的階段裡，我將研究重點放在具有臨床、衛生以
及經濟影響後果的病原細菌：金黃色葡萄球菌（它也是葡萄球菌屬
裡最為致病的一種）。我之所以選擇此葡萄球菌屬裡的革蘭氏陽性
菌當作研究對象的另一原因，在於多數精油都能對這類細菌產生效
果。本研究中，我評估了 11 種能對抗金黃色葡萄球菌的精油，也
選擇其中幾種抗菌性最強者進行進一步研究：我選了土木香（Inula
graveolens）與科西嘉薰衣草棉（Santolina corsica）來描述這兩種精
油的抗菌作用模式。實驗中，這兩種精油都具殺滅金黃色葡萄球菌
的能力。我發現以土木香精油處理後，其細菌數量降低的速度比用
科西嘉薰衣草棉精油處理來得更快。此兩種精油對抗金黃色葡萄球
菌後，並未產生細菌溶解產物。然而在電子顯微鏡的觀察下，經過
精油處理過的細菌細胞之細胞壁與細胞質膜其實都已遭到破壞。

在本實驗的第二階段，我選擇了岩玫瑰（Cistus ladaniferus）精
油，以研究其抗菌的分子有哪些。

之所以選擇岩玫瑰精油為研究對象，是因它能夠抑制金黃色葡
萄球菌的生長；然而，其實目前在多數人的認知下，岩玫瑰的主要
組成並不特具對抗金黃色葡萄球菌的作用。

第二個挑選岩玫瑰精油的原因是其生化組成非常多元而複雜。
我們先是在得知岩玫瑰精油能夠對抗多種細菌（包括革蘭氏陽性菌
與陰性菌）之後，才著手研究其活性成分。我發現，本精油的抗菌

能力來自於其單萜醇與雙醇的成分。對 E. aerogenes EA289 種類的抗生素具有多重抗藥性的細菌植株，對於以上醇類成分特別敏感（最小抑菌濃度為 0.8 mg/ml），這些成分主要攻擊的對象似乎是細菌的細胞壁。

我在論文撰寫期間所進行的一些實驗，清楚指出這些精油相對於幾種細菌病原體的抗菌特性以及其生化組成。精油的抗菌特性主要作用在細菌的細胞壁與細胞質膜。土木香與科西嘉薰衣草棉精油甚至同時作用於細菌細胞的這兩處標的。至於岩玫瑰精油則作用於細菌的細胞壁，其作用形式與抗微生物肽 NK-2 有一些相似之處。

本論文所呈現的資訊證實了精油的抗菌分子之存在以及其作用模式之潛力……。

更多本論文相關資訊請見：www.hal.archives-ouvertes.fr/docs/00/59/50/51/PDF/ThA_se_HAL.pdf.

精油於耳鼻喉傳染病學上的應用

本藥學博士論文由 Frédéric Da Silva 撰寫,於 2010 年發表於 Henri-Poincaré/Nancy-I 大學

導論節錄

……本論文的第一部分闡釋了學習芳香療法所需具備的主要概念:精油的品質、相關法規、使用方式、毒性以及使用注意事項。

第二部分則詳述運用在耳鼻喉傳染病學上的精油種類以及其活性成分。

最後章節講述在臨床上最常見的耳鼻喉科傳染病,而精油在這些疾病上已經展現出令人驚豔的有效性。

論文第三部分節錄

……絕大多數我們在大城市裡遇見的耳鼻喉感染都是病毒造成的,因此沒道理使用抗生素療法。然而,相對於西歐的某些國家,法國使用抗生素的數量甚至五倍於前者;法國也是遭遇抗藥性細菌侵襲的最主要國家之一。我們應該順應普通感冒的疾病自然病程(尤其如果病患是孩童),唯有如此,自體的防禦機制得以成熟與建立,我們也才能獲得免疫。

處理感染性疾病是芳療的拿手好戲之一。現代的藥劑師應該接受芳香療法的相關訓練。

對普通的呼吸道感染疾病,芳療便可以輕而易舉地解決。只要使用得當,芳療可說是提供了另一種醫療的可能性:它不僅能回應且迫近病患的需求,且能被人體相當良好地接受。

然而,芳療與精油的使用不能輕忽,也不能隨意使用,因為用

於治療傳染性疾病的精油，常常是精油裡效用最強力者，其中更有些精油具有潛在的毒性 [2; 18; 40]。

　　本論文最後一部分論及醫療上最常見的耳鼻喉感染性疾病，我將最常見者排在最前面，依序列出：

　　—感冒、鼻炎與鼻咽炎

　　—咽峽炎

　　—急性支氣管炎

　　—流行性感冒

　　—急性鼻竇炎

　　—急性中耳炎

　　—喉炎……

　　更多本論文相關資訊請見：www.docnum.univ-lorraine.fr/public/SCDPHA_T_2010_DA_SILVA_FREDERIC.pdf.

以精油對通風系統與環境空氣進行微生物的消毒與淨化

本科學博士論文是由皮畢西（Marie-Cécile Pibiri）撰寫於 2005 年（2006 年獲得博士學位），並於自然環境與建築學院所提出（本學院隸屬於基礎建設與環境資源院之下的洛桑聯邦綜合理工學院〔École polytechnique fédérale de Lausanne〕）。論文編號 3311

　　現代建築的通風系統有時會藏有損害人體健康的微生物。想要對抗微生物的增生以及致病可能，本論文作者皮畢西指出精油是個有效的解決方式。

　　身為科學博士與畢業自洛桑聯邦綜合理工學院的化學工程師的皮畢西，在論文中研究的是以不同的精油淨化室內空氣，其中最為有效的精油是冬季香薄荷（Satureia montana L.）、百里酚百里香（Thymus vulgaris CT thymol）、野馬鬱蘭精油（Origanum vulgaris）以及錫蘭肉桂皮精油（Cinnamomum verum）。結論：「本論文所選擇的精油在氣體狀態下，能夠有效殺滅被測試的微生物細菌植株，即便是低劑量的精油都能產生效果。」這也對精油在嗅覺療法上的運用增加了強力論據。

論文部分內容節錄

　　……要研究某種精油的生物活性時，必須將它與其化學組成、主要分子的家族類屬（如醇類、酚類、萜烯類與酮類）以及各分子組成間可能產生的協同作用一起考慮進去。因此，除了該精油的化學結構特性，組成比例其實也扮演決定性角色。一款精油的活性常被簡約為其主要組成的活性（或說是這些主要組成被認為具有活性）。若將一款精油的合成成分分離出來各自評估，我們或許會認

為主要成分相似的精油都具有相同的活性，然而，各精油的次要成分都可能各自產生協同作用，使得各精油間產生差異。因此，某款精油的價值其實建立在其整體成分之協同作用，而不僅僅是主要成分。

較為知名的活性分子是萜類化合物，因為飽和碳氫化合物以及醋酸鹽離子不具活性，這是由於它們的氫鍵鍵結以及可溶性微弱。萜類化合物對細菌細胞膜的活性，與萜類組成的親脂性、分子的家族類屬、液態時的可溶性以及分子的立體化學結構有關。

最具威力、涵蓋範圍最廣的化學組成是酚類（百里酚、香荊芥酚、丁香酚）、醇類（α-松油醇、萜品烯-4-醇、沉香醇）醛類與酮類，萜烯類排在它們之後。具有活性的萜類化合物，我們將在後面章節詳細討論……。

醇類對植物細胞雖具有抑菌效果，但也可能造成細胞死亡。醇類會使蛋白質變性，其作用就像溶劑或是脫水劑。

醛類具有強力的抗微生物能力。醛類家族分子結合雙鍵會帶有極強的負電性，這些負電組成會引發電子轉移反應，並與細菌的重要硝化組成物起反應：這裡指的是蛋白質與核酸。

酚類會對細菌的細胞膜造成不可逆的破壞。精油裡若含有百里酚與丁香酚，便具有殺黴菌與殺細菌的功效活性。百里酚分子對多種細菌菌株都具有抑制與殺滅的能力，如大腸桿菌與金黃色葡萄球菌；此因百里酚會促使細菌的鉀離子流失。相對地，百里酚對於綠膿桿菌（Pseudomonas aeruginosa）不具殺菌活性。精油裡的酚類含量愈高，其活性效果愈高。

不過精油裡的整體活性，不只由酚類負責；精油裡的全部化學組成必須全部納入考量。精油的抗微生物活性，較之於分離出來的化學組成，在品質上基本相同，不過組成的數量還是有所差異。部

分研究指出，相較於分別分離出來的主要組成，精油的活性（抗微生物，抗病毒，消滅成蟲、幼蟲與蟲卵）更優。百里酚與香荊芥酚可以產生協同效應，這也解釋了不同化學類型的百里香精油之間存在著活性差異……。

更多本論文相關資訊請見：www.infoscience.epfl.ch/record/52220/files/EPFL_TH3311.pdf.

精油殺菌活性機制之研究：
以大腸桿菌、枯草芽孢桿菌、
草分枝桿菌以及偶發分枝桿菌為例

本國家級博士論文由 Khadija Rhayour 撰寫，並在 2002 年 7 月 8 號發表
於摩洛哥 Sidi-Mohamed-Ben-Abdellah 大學的科學研究學院。該學院又隸
屬於細胞與分子運用於環境與健康生物學研究中心

論文概要

　　丁香花苞與野馬鬱蘭精油的抗微生物活性機制之研究，同時以
革蘭氏陰性菌（大腸桿菌）、革蘭氏陽性菌（枯草芽孢桿菌）以及
分枝桿菌屬的兩種細菌（草分枝桿菌以及偶發分枝桿菌）為研究對象。

　　此抗菌活性以酚類為主要成分（百里酚、丁香酚與香荊芥酚）
的精油作為比較對象。藉由生化方法或是掃描電子顯微鏡，我們發
現丁香花苞與野馬鬱蘭精油的抗菌活性主要源自其酚類組成（百里
酚、丁香酚與香荊芥酚），它們能破壞三種研究目標細菌的細胞壁
與細胞膜。

　　本研究也能促使世人對精油以及其主要酚類組成成分的重視，
這些成分擔負著不同種類細胞的細菌溶解產物之促發劑的角色。

導論節錄

　　……除了我們已知的抗生素之外，有著不同芳香分子的芳香植
物所產的精油以及精華，長久以來也因它們具有殺菌的效用[1]而為人

1　請參考論文〈精油對於包膜病毒活性之研究：野馬鬱蘭精油與丁香花苞
　精油對於第一型單純皰疹病毒與新城病病毒的抗病毒活性探討〉（Effect of
　essential oils on the enveloped viruses: antiviral activity of oregano and clove oils on
　herpes simplex virus type 1 and Newcastle disease virus）。*Med. Sci. Res.*, 1996, 24,
　185-186. 作者群：Siddiqui Y.M.、Ettayebi M.、Haddad A.M. 與 Al-Ahdal M.N.

所知，相關療效也流傳於民俗療法之間。

　　精油的化學組成相當複雜，萜烯以及其他芳香分子是最主要的組成。我們也能在精油裡找到微量的有機酸、酮類以及揮發性香豆素。精油主要組成（酚類、醇類、醛類、酮類等等）的特性與其生物活性息息相關，甚至次要微量的組成分子也能發揮活性效用。經實驗證明，精油能提高動物體內的氧氣含量，還能激活免疫系統運作[2]。此外，精油還能對實驗室裡培養的鼠類癌細胞產生作用[3]。

　　精油有非常廣泛的抑菌效果，這不僅包括革蘭氏陰性菌與革蘭氏陽性菌，也包括黴菌、DNA 病毒與 RNA 病毒。精油的抗菌活性機制至今僅有部分納入研究：許多酚類分子，如二甲酚（Xylénol）、甲酚（Crésol）與香荊芥酚，乃藉由對細菌的細胞膜產生破壞以及讓其細胞間代謝產物流失的方式，來產生殺菌活性的效果……。

論文第三部分節錄—精油的抗微生物能力

　　精油的抗微生物優點早為人所知，並且具有悠久的使用傳統，然而這些傳統的醫療用法並非建基於準確的科學基礎之上。我們已知香貝朗（Chamberland）在 1887 年研究了肉桂、野馬鬱蘭以及丁香花苞精油的抗微生物活性；1919 年，嘉德福賽（Gattefossé）證明了使用濃度 1% 的松樹精油乳液時，結核桿菌在 5 分鐘之後就消滅

2　請參考論文〈茶樹精油的萜品烯 -4- 醇成分對於人類骨髓細胞的生物活性 研 究〉（Biological activity of Melaleuca alternifolia (Tea tree) oil component, terpinen-4-ol, in human myelocytic cell line HL）。60. *J. Manipulative Physiol. Ther.*, 1999, 22, 447-453. 作者群：Budhiraja S.S.、Cullum M.E.、Evangelistra L. 與 Habanova S.T.。

3　請參考論文〈大豆異黃酮對於抑制老鼠紅白血病細胞生長的誘導分化之結構需求分析〉（Structural requirements for differentiation-induction and growth-inhibition of mouse erythroleukemia cells by isoflavors）。*Anticancer Res.* 1995, 15, 1147-1152. 作者群：Jing Y. 與 Waxman S.。

殆盡。

　　時至今日，精油的使用已經建基於科學與理性的基礎上，因為已經有許多相關研究以芳香植物精油之抗微生物特性為主題[4]。一些體外實驗甚至證實，部分精油殺滅微生物的效果甚至比某些抗生素來得更強[5]。此外，精油的可作用領域相當廣泛。部分研究指出，許多精油的主要組成對革蘭氏陰性菌與革蘭氏陽性菌具有抗微生物的效果。以下列出精油與其組成的抗黴菌與抗細菌活性的相關論文，供想要進一步研究的讀者參考：

　　—〈以天然油脂與脂肪酸對抗皮膚真菌與腐生菌的抑制真菌活
　　　性分析〉（Fungistatic action of natural oils and fatty acids on derma
　　　phytic and saprophytic fungi）。*Zentralbl. Microbiol.*, 1992, 147,

---

4　請參考論文〈茶樹精油的抗微生物活性機制〉（The mode of antimicrobial action of essential oil of Melaleuca alternifolia (tea tree oil)）。*J. Appl. Microbiol.*, 2000, 88(1), 170-175. 作者群：Cox S.D.、Mann C.M.、Markham J.L.、Bell H.C.、Gustafson J.E.、Warmington J.R. 與 Wyllie S.G.。
　　—請參考論文〈植物的抗微生物因子：植物揮發性油的抗菌活性〉（Antimicrobial agents from plants: antibacterial activity of plants volatile oils）。*J. Appl. Microbiol.*, 2000, 88(2), 308-316. 作者群：Dorman H.J. 與 Deans S.G.。
　　—請參考論文〈假荊芥新風輪菜以及其普萊貢成分的抗細菌與抗黴菌特性之抗微生物活性分析〉（Antimicrobial activity of the essential oil of Calamintha nepeta and its constituent pulegone against bacteria and fungi）。*Phytother Res.*, 1999, 13(4), 349-351. 作者群：Flamini G.、Cioni P.L.、Puleio R.、Morelli I. 與 Panizzi L.。
　　—請參考論文〈抗感染芳療學〉（L'aromatologie à visée anti-infectieuse）。*Phytomedecine*, 1981, 1, 25-47. 作者：Franchomme P.。
　　—請參考論文〈以 bioimpedometric method 測量百里香精油的抗微生物活性〉（Antimicrobial activity of the essential oils of Thymus vulgaris L. measured using a bioimpedometric method）。*J. Food Prot.* 1999, 62(9), 1017-23. 作者群：Marino M.、Bersani C. 與 Comi G.。
5　參考文獻〈芳療抗菌學：268 例臨床個案的重新分析與再詮釋〉（L'aromatogramme: nouveaux résultats et essais d'interprétation sur 268 cas cliniques）。*Plant. Med. Phytother.*, 1978, 12, 43-52. 作者群：Valnet J.、Duraffourd C.H.、Duraffourd P. 與 Cilapraz J.。

214-220. 作者群：El Naghy M.A.、Maghazy S.N.、Fadl-Allah 與 El Gendy Z.K.。

—〈以吐溫 80 表面活性劑測試精油抗真菌感受性實驗〉（Effect of sealing and Tween 80 on the antifungal susceptibility testing of essential oils）。*Microbiol Immunol.*, 2001, 45(3), 201-208. 作者群：Inyoue S.、Tsuruoka T.、Uchida K. 與 Ymaguchi H.。

—〈與百里香精油及其活性組成的抗菌活性產生互相作用之因素分析〉（Factors that interact with the antibacterial action of thyme essential oil and its active constituents）。*J. Appl. Bacteriol.*, 1994, 76, 626-631. 作者群：Juven B.J.、Kanner J.、Schved F. 與 Weisslowicz H.。

—〈在培養液與輸送魚管裡實驗以檢視香荊芥酚、檸檬醛、猴牛兒醇對抗腸道沙門氏菌之活性分析〉（Antibacterial activity of carvacrol, citral, and geraniol against Sallmonella typhimurum in culture medium and on fish tubes）。*J. Food Sci.*, 1995, 60, 1364-1374. 作者群：Kim J.M.、Mashall M.R.、Cornell J.A.、Preston III J.F. 與 Wei C.I.。

—〈萜類化合物對人體新陳代謝之作用〉（Action of terpenoids on energy metabolism）。dans E.J. Brunke (dir.), *Progress in essential oil research*, Walter de Gruyter, Berlin, 1986, 429-445. 作者群：Knobloch K.、Weigand H.、Weis N.、Schwarm H.M. 與 Vigenschow H.。

—〈生長在希臘的野馬鬱蘭所萃取之精油的組成與抗氧化研究〉（Composition and antioxidant activity of essential oils from oregano plants grown wild in Greece）。*Z. Lebensm Unters, Forsch.*, 1993, 197, 20-23. 作者群：Lagouri.V.、Blekas G.、Tsimidou M.、Kokkini S.

與 Boskou D.。

—〈以瓊脂培養基測試精油的抗微生物活性〉（Improved method for the determinatin of antimicrobial activity of essential oils in Agar medium）。*J. Essent. Oil. Res.*, 1993a, 5, 179-184. 作者群：Remmal A.、Tantaoui Elaraki A.、Bouchikhi T.、Rhayour K. 與 Ettayebi M.。

—〈野馬鬱蘭精油的抗微生物與細胞毒素活性分析〉（Antimicrobial and cytotoxic activities of origanum essential oils）。*J. Agric. Food.*, 1996, 44, 1202-1205. 作者群：Sivropoulou A.、Papanikolaou E.、Nikolaou, Kokkini S.、Lanaras T. 與 Arsenakis M.。

—〈塞內加爾薄荷精油的抗菌活性〉（Antibacterial activity of essential oils from mint in Senegal）。*Dakar med.*, 1995, 40, 193-195. 作者群：Sow A.I.、Koyalta D.、Boye C.S.、Diedhiou/Badiane D. 與 Bassene E.。

—Ultée 等人 [6][238, 239] 證實香荊芥酚對食物裡的蠟樣芽孢桿菌具有殺菌效果。

—Didry 等人 [7] 證實百里酚與香荊芥酚不論單獨使用或是合用，都能對呼吸道感染性病菌產生抗微生物效用。

---

6 〈香荊芥酚對食物裡的蠟樣芽孢桿菌之殺菌活性分析〉（Bactericidal activity of carvacrol towards the food-borne pathogen Bacillus cereus）。*J. Appl. Microbiol.*, 1998, 85, 211-218. 作者群：Ultée A.、Gorris L.M.G. 與 Smid E.J.。〈香荊芥酚對米粒上的蠟樣芽孢桿菌之抗微生物活性分析〉（Antimicrobial activity of carvacrol towards Bacillus cereus on rice）。*J. Food Prot.*, 2000, 63(5), 620-624. 作者群：Ultée A.、Slump R.A.、Steging G. 與 Smid E.J.。

7 〈百里酚、香荊芥酚與肉桂醛在單獨使用與合用時的抗菌活性分析〉（Antibacterial activity of thymol, carvacrol and cinnamaldehyde alone or in combination）。*Pharmazie*, 1993, 48(4), 301-304. 作者群：Didry N.、Dubreuil L. 與 Pinkas M.。

— Juven 等人 [8] 發現以百里香精油的活性成分可以有效降低腸道沙
　門氏菌的活細胞數量。

——項體外實驗證明了野馬鬱蘭精油與丁香花苞精油對第一型單
　純皰疹病毒與新城病病毒具有抗病毒效用 [9]。

—茶樹精油以及其他源自澳洲的尤加利樹精油已用於第一型單純
　皰疹病毒的培養細胞上以進行研究 [10]。

　　精油的抗微生物活性主要與其化學組成（尤其是主要組成的特
性）相關。以下我將精油的抗微生物活性由強至弱，依照所含主要
分子的家族類屬排列出來：酚類 > 醇類 > 醛類 > 酮類 > 氧化物 > 碳
氫化合物 > 酯類。不過，精油內所含的微量組成元素之可能活性有
時也不可小覷……。

結　論

　　不同的芳香植物會合成數種芳香分子，這也是精油的組成來
源，精油也因其化學組成的特性（尤其是內含的主要組成物），使
其能夠展現不亞於抗生素的效果。根據不同的研究成果顯示，以酚

---

8 〈與百里香精油及其活性組成的抗菌活性產生互相作用之因素分析〉（Factors
　that interact with the antibacterial action of thyme essential oil and its active
　constituents）。*Appl. Bacteriol.*, 1994, 76, 626-631. 作者群：Juven B.J.、Kanner
　J.、Schved F. 與 Weisslowicz H.。

9 〈精油對於包膜病毒活性之研究：野馬鬱蘭精油與丁香花苞精油對第一型
　單純皰疹病毒與新城病病毒的抗病毒活性探討〉（Effect of essential oils on
　the enveloped viruses: antiviral activity of oregano and clove oils on herpes simplex
　virus type 1 and Nawcastle disease virus）。*Med. Sci. Res.*, 1996, 24, 185-186. 作
　者群：Siddiqui Y.M.、Ettayebi M.、Haddad A.M. 與 Al-Ahdal M.N.。

10 〈澳洲茶樹精油以及尤加利樹精油運用於第一型單純皰疹病毒的培養細胞
　之研究〉（Antiviral activity of australian tea oil and eucalyptus oil against herpes
　simplex virus in cell culture）。*Pharmazie*, 2001, 56(4), 343-347. 作　者　群：
　Schnitzler P.、Schon K. 與 Reichling J.。

類為主要成分的精油，對革蘭氏陽性菌、革蘭氏陰性菌、黴菌、甚至是病毒都具有廣泛的抑制效果。

在本研究中，我們也將天然活性成分運用在分枝桿菌屬之外的其他病原體。分枝桿菌屬的病原仍舊威脅著大眾的健康，尤其當它遇到愛滋病毒一起作用於人體時（此時的病原體通常是肺結核桿菌），會使情況更形複雜。肺結核桿菌的菌體結構非常複雜，與我們之前所述的其他細菌都不相同。

牛肉是人類的重要食材，而牛隻也會被分枝桿菌屬的細菌所攻擊。即便我們在抗生素療法上投入大量的研究時間與精力，然而總會因為發現了新的抗藥性細菌（對一種或多重抗生素產生抗性），而在醫療上顯得措手不及。這也使得根除這類細菌的願望成為不可能的任務……。

不過，在體外實驗時，當單獨使用精油裡的酚類主要組成或是與抗生素一起使用的狀況下，以上抗藥性的問題有時便可迎刃而解。這是因為精油的主要組成可以直接附著在細菌的細胞膜之上而直接展開攻擊，造成細菌的細胞膜滲透能力失調，且阻止了氧化型磷酸化作用。在 Ultée 以及 Gale 的酚類精油實驗研究裡，也呈現這樣的現象……。

更多本論文相關資訊請見：www.toubkal.imist.ma/bitstream/handle/123456789/999/THESE_RHAYOUR.pdf?sequence=3.

以三種非洲香茅屬植物精油處理
寵物身上的病原體之抗微生物活性分析

論文作者群：Koba K.、Sanda K.[1]、Raynaud C.[2]、Nenonene Y. A. [1]、Millet J. [3]、Chaumont J.P.[3]。論文出處：*Ann. Méd. Vét.*, 2004, 148, 202-206

論文概要

本論文主角的三種精油[4]檸檬香茅（Cymbopogon citratus L.）、錫蘭香茅（Cymbopogon nardus L.）以及蘭花香茅（Cymbopogon schoenanthus L.）都經過氣相色譜法與質譜法聯用（CPG/SM）的方式檢驗，以測定其化學組成並認定其化學類型。本研究針對會對貓狗造成感染的七種黴菌菌株以及細菌菌株進行了體外實驗，以分析以上三種精油的抗微生物能力。

所有經過測試的細菌菌株，都對以上精油不具敏感性。相對地，檸檬香茅（化學類型為檸檬醛）、錫蘭香茅（化學類型為香茅醛／牻牛兒醇）都證實具有相當可信的抗黴菌活性，其最小抑菌濃度（CMI）為 75-200 微克／毫升，足可謹慎地運用在寵物黴菌病治療上。

……**結論**：本研究藉由檸檬香茅與錫蘭香茅精油，以體外實驗的方式，證實了醛類以及部分的單萜醇確實具有抗微生物的特性。

---

1 作者服務於多哥共和國 Lomé 大學農業高等學院之下的材料暨農業資源研究中心。
2 作者服務於法國土魯斯複合研究中心（UMR 1010, INP-ENSIACET）的農業化學、香氣與感官度量實驗室。
3 作者服務於法國 Franche-Comté 大學醫藥學院的分離與生醫科學團隊（Équipe des sciences séparatives et biopharmaceutiques, 2SB）。
4 三種不同化學類型的香茅。

這兩種不同化學類型的精油，基本上可以運用在治療前面章節提到過的多種寵物黴菌病⋯⋯。

更多本論文相關資訊請見：www.www.facmv.ulg.ac.be/amv/articles/2004_148_4_05.pdf.

於健康領域使用精油的實證：
過去 15 年來的幾個國際性參考研究
《專業醫療之精油使用分析》

原始英文論文〈Using essential oils in professional practice〉。作者：Shirley Price。論文檢索資料：*Complément Ther Nurs Midwifery*, octobre 1998, 4(5), 144-7。作者任職於英國萊斯特郡國際芳療學院。

論文概要

　　由於近年來在健康醫療機構使用精油作為治療手段的頻率大為增加，且持續如此，因而適當的芳療在職訓練變得有其必要。任何醫療機構也不應允許未經過足夠訓練的人員運用芳療與精油進行醫療。為了安全性以及有效性，訓練足夠的醫療從業人員懂得使用精油進行醫療層次上的運用益顯迫切。經過訓練後，醫療人員必須知道：各種精油的特性以及其生化組成、各種精油對身體以及情緒上的效用，以及如何、何時和運用於身體該部位、精油使用禁忌與安全用量等等。

　　更多本論文相關資訊請見：www.www.ncbi.nlm.nih.gov/pubmed/9830945.

在醫療院所運用芳療治療癌症
所需擬定的臨床指導綱要之分析

原始英文論文〈The development of clinical practice guidelines for the use of aromatherapy in a cancer setting〉。作者群：Campbell L.、Pollard A.、Roeton C.。檢索資料：*Aust. J. Holist. Nurs.*, avril 2001, 8(1),14-22. 作者任職於澳洲東墨爾本彼得麥卡倫癌症中心（Peter MacCallum Cancer Institute）

論文概要

在腫瘤科的臨床醫療上，若要安全且恰當地使用芳療，就必須建立臨床指導綱要。至於護士運用芳療的相關科學文獻，本論文也針對其醫療行為與安全使用資訊做了爬梳與檢視。本文也針對腫瘤患者擬定了芳療治療策略（精油使用方式：按摩、在房間內使用精油擴香、精油用量分析等等）。

更多本論文相關資訊請見：www.ncbi.nlm.nih.gov/pubmed/11898289.

精油在醫院護理上扮演的角色

原始英文論文〈The role of aromatherapy in nursing care〉。作者：Buckle J.。
檢索資料：*Nurs. Clin. North Am.*, mars 2001, 36(1), 57-72. 作者任職於美國
華盛頓州 Bastyr University 大學植物醫學暨心理學系

論文概要

於今日（2001 年）的美國，芳療已經成為護理中增長最迅速
的輔助療法。儘管幾千年來，芳療早被許多人用於日常的消遣性用
途，且過去十五年來成為護理手段之一，然而一直到幾年前，芳療
才被全美州立護理委員會認可為合法的整體醫護手法之一種。芳療
已經成為醫護界用來增進醫護品質的最受歡迎手法，且護理師在某
種程度上也具較大掌控程度。本論文探討了芳療在醫護上的使用潛
力，並藉由四種精油為例，提出具體可行的使用方法，好讓護理師
即刻可以開始運用芳療成為照護的輔助手段。

更多本論文相關資訊請見：www.www.ncbi.nlm.nih.gov/pubmed/
11342402.

精油在臨床護理上的運用分析

原始英文論文〈Applying a quality use of medicines framework to using essential oils in nursing practice〉。作者：Dunning T.。檢索資料：*Complement Ther Clin Pract.*, août 2005, 11(3), 172-81. 作者任職於澳洲墨爾本斐茲洛伊區聖文生醫院（St. Vincent's Hospital）的內分泌與糖尿病科

論文概要

在澳洲，精油與其他的正式醫療項目一樣，都接受國家級的「高品質藥物使用」（QUM）政策所列級與管制。「高品質藥物使用」政策的要點在於：所使用的藥物必須證明其有效性；同一時間，在特定的藥物管理程序之下，精油的運用必須取得病患的合作與共識，使其成為整體性醫療的一部分。在「高品質藥物使用」指導方針之下的所謂「精油之妥善使用」意指：在整體性醫療的概念之下，發展出一套明確有效的精油管理系統。本系統必須能夠：在安全無虞的情況下開出精油配方，確實評估精油使用成果，讓芳療不再顯得是無法控制與評估的另類療法，使精油成為正式可被開立的配方。如此一來，才能夠在確保安全的狀態下確立並增加芳療於護理領域的使用，並提供重要的醫療資訊以利芳療於未來的進一步臨床運用。

更多本論文相關資訊請見：www.ncbi.nlm.nih.gov/pubmed/16005834.

蜜蜂暨植物療法國際會議[1]
2014 年 5 月 20-22 日

　　本人受邀出席此國際會議以介紹我以精油對抗病毒與細菌的研究成果。當務之急：中東呼吸症候群冠狀病毒（MERS-CoV, 一度被稱為新型冠狀病毒）的出現使得此課題的討論顯得刻不容緩。此於 2012 年出現的高致病率冠狀病毒變種，很容易就會導致急性肺炎。

　　以下是會議內容重點節錄[2]。

　　冠狀病毒屬於冠狀病毒科（Coronaviridae）的冠狀病毒屬。冠狀病毒一如流感病毒，可同時感染多種動物或是人類，之後隨著病毒株的變異，會在物種間傳染；此類病毒有時會變得異常致病，這是因為新宿主（人類或是動物）的免疫系統無法與此病毒「相忍為主」。在這種情況下，環境流行病學者開始研究病毒的來源物種為何（通常是鳥類或哺乳動物），以及在何種的環境流行病情況下會致使新病毒（發展中的新興疾病）的傳布更為容易，以及它是否具有演變成為全球大流行的潛力。

　　根據我手邊可以找到的流行病學資料指出，MERS-CoV 首次出現在中東的阿拉伯半島。據研究顯示，會傳染給家蝠屬（Pipistrellus）蝙蝠的病毒基因，其實與 MERS-CoV 基因只存在 1.8% 的差異。在此研究中，研究人員研究了阿拉伯半島上的 50 種攜帶病毒的家蝠屬蝙蝠、牠們飲用的岩洞水源以及蝙蝠糞便後，顯示 MERS-CoV 應

1　此會議由摩洛哥 Université Sidi-Mohamed-Ben-Abdallah 大學 Dhar El Mahraz 科學研究院的環境健康與生理藥學實驗室所舉辦。更多相關資訊請見：www.api-phytotherapy.com.

2　我在會議上的研究報告全文，請見本人著作《我控訴》。

來自這些蝙蝠身上無誤。因為有許多研究指出，MERS-CoV 不僅可感染蝙蝠、還可以傳染給豬隻細胞的後代以及人類細胞，顯示這些染感病毒的細胞受器可以保存在不同的宿主物種之間。由此可以推論：在這些不同宿主之間的病毒傳染障礙其實相當低。

感染 MERS-CoV 後的症狀，可以是急性腎臟功能失調以及常常會造成病患死亡的嚴重急性肺炎。在人類身上，此病毒傾向附著於無纖毛的支氣管上皮細胞，且往往可以輕易地逃離人類自體免疫系統的攻擊，同時干擾人體細胞製造干擾素蛋白質[3]。

2014 年 5 月，世界衛生組織評估 MERS-CoV 可以透過飛沫與接觸傳染（傳播途徑類似一般流感）。在與受感染者進行直接接觸兩天後，病毒就會感染接觸對象。MERS-CoV 的致死率似乎比世界衛生組織在 2013 年時評估的低一些。然而 2014 年 4 月時的致死率仍高達 40%。繼蝙蝠之後，此病毒可以直接透過單峰駱駝，藉由眼部以及鼻部傳染給人類。不過人傳人的可能性還不甚確定。

此病毒的某些特性，讓研究人員認為它具有演變成全球大流行新興疾病的潛力。世衛組織以及多位專家很快地將它列為環境流行病學上的監控對象。第一例 MERS-CoV 感染者是一名沙烏地阿拉伯人，他隨後死於 2012 年初。以最初幾個病例來看，此病毒的致病率非常高。早期的大多數病例都位於阿拉伯半島上，之後很快地在全球都看得到，全球大流行的可能性隨之提高。

這也是本次國際研討會所關注的主題，我們可以想像沙烏地阿拉伯官方的焦慮程度，因該國擁有眾多回教朝聖地點：聖地麥加以及前來朝聖的數以百萬計的信徒，隨時都可能讓聖地成為病毒大熔

3　干擾素的相關資訊請見病毒學家於專業期刊上發表的文獻，或請於 Wikipedia 上搜尋。

爐。

　　也因此，我在研討會上的報告主題專注於：面對危險性感染疾病時，精油所能扮演的角色。而本書的出版也是順此邏輯下的產物。

　　……超級大城的相繼出現以及航空業的快速發展都使病毒的擴散更為容易，甚至連赤道地帶的森林都出現病毒蹤跡。這類病毒經過幾次變異後，開始變得更致命。雖然大部分的新病毒都仍停留在其原生的大陸上，然而誰也說不準，說不定明天這些病毒便迅速擴散至世界其他角落：一如愛滋病毒、SRAS 病毒或是病毒性出血熱等等。目前只差沒人能判斷何時發生。

　　我們唯一能確定的是，病毒不在乎時程，但一定能感染至整個地球。一旦萬事俱備，就是病毒爆發時刻到了：人口遷徙量愈來愈大、大城市的人口集中度愈來愈高、航空業的發展將人們帶至人煙罕至且缺乏衛生條件之地等等。由於我們對這些新種病毒尚無法研發出治療藥物、疫苗，也缺乏適當的衛生防護設備，所以當病情爆發時，情況將益形嚴重。

　　其實，類似的示警不斷地發生：除會導致感染性肺炎的 SARS 冠狀病毒之外，還有伊波拉病毒、曲弓熱、腦膜炎、禽流感，以及源自墨西哥的 A 型流感等等。這是都是未來傳染性疾病大流行的徵兆。

　　這些病毒所帶來的真正風險為何？

　　地球未來的處境將難以想像。

　　MERS-CoV（當時稱為新型冠狀病毒）最早於 1960 年代發現。之所以如此命名，是因其表面具有皇冠般的延伸結構；因著病毒株的差異，它會引起病況輕重不一的呼吸道感染症狀。

　　埃及記錄的第一例感染到中東呼吸症候群冠狀病毒者，來自沙烏地阿拉伯。

沙烏地阿拉伯的衛生部建議年長者、患有慢性疾病者以及年幼者切勿參與小朝聖（Oumena）以及麥加的大朝聖。

MERS-CoV 被認為是 SARS 的近親；前者傳染率較低，但致命率更高。後者在 2003 年出現，會導致嚴重呼吸道症候群，在全球造成超過 8,000 例的感染，以及約 1,000 人次死亡。不過，SARS 之後就消失了。

沙烏地阿拉伯官方無力遏止在 2012 年 9 月出現的 MERS-CoV。此病毒造成超過 500 例感染，其中三分之一的病患隨後死亡。

2014 年 5 月 8 日，新增 4 人死亡與 18 名新增感染案例。為因應在 2012 年 9 月出現在沙烏地阿拉伯以及卡達的 MERS-CoV，沙國官方每日於媒體上公布令人害怕的新增死亡人數。該病毒來自單峰駱駝。該地區聚集了全球九成的感染案例：超過 500 例，其中三分之一已病故。同樣於 2014 年 5 月，黎巴嫩也出現第一個感染案例。

毫無疑問地，健康已經成為有利可圖的市場，而這市場充斥著慣行療法的化學藥劑。過去幾十年來的抗生素濫用已經造成人體的免疫系統功能降低。較為自然的療法可以重建我們身體的免疫機制，並消滅這些病毒、細菌以及其他的寄生蟲……。

嚴重傳染疾病對人類的威脅

今日，因幾個基礎而重要的變動，讓人不禁擔心我們或許正處於第四波全球大裂解的前夕，這些變動包括：人群遷徙的快速增加（移民或旅行等等）、超級大城市的出現以及城市近郊（衛生條件差、貧窮人口常常居住在雜亂的環境裡）的順勢發展等，這些都促使感染性疾病（例如登革熱）的快速傳播。此外，部分農業的做法導致森林被摧毀，讓人們與野生動物的接觸距離更加拉近。然而，其實高達六成的新興感染性疾病都屬人畜共通傳染病

（Zoonotique），都與動物的接觸有關。

禽流感相關病毒

在正式定義上，禽流感病毒主要感染鳥類，尤其是野鴨與野鵝，牠們很可能將病毒傳布到家禽身上，並導致後者爆發大規模的禽類流行病。

A 型 H5N1 禽流感病毒

1997 年，首例的 A 型 H5N1 禽流感病毒發生於香港，當時稱為「雞流感」。香港本土的 150 萬隻家禽於是在三天內撲殺殆盡。疫情暫時和緩一段期間之後，此病毒以更兇猛的傳染力在 2003 年捲土重來，並在 2005-2006 年之間自亞洲傳散到歐洲與非洲。

致病率極高的 A 型 H5N1，已經造成數百萬隻鳥類死亡。

2003 年到 2004 年 2 月間，已經有 15 國的 658 人次受到感染，其中 388 人死亡（死亡率比季節性流感高出許多）。這類感染主要肇因於人類與禽鳥的接觸，人傳人的機率非常低。此病毒已經在許多國家之間傳散開來，且經過突變之後更容易造成人傳人，因此它確實具有造成全球大流行的潛力。

對人類造成威脅的其他病毒

H5N1 是禽流感之間最惡名昭彰者，不過其他病毒如 H7N3、H7N7、H9N2、H6N1 與 H10N8 都會感染人類，其中比較值得一提的是 H7 亞型：在澳洲、加拿大、義大利、墨西哥、美國、英國與荷蘭都有其蹤跡，不過僅在荷蘭造成一人死亡（死者是獸醫）；其他受感染者主要出現結膜炎以及比較輕微的呼吸道症狀。

然而自 2013 年 3 月起新的 H7N9 病毒又出現在中國，因這病

毒前所未聞，故而造成相當程度的恐慌。於此病毒現世的兩個月之後，它所造成的感染人數已經超過 H5N1 在十年期間所造成的感染總和。

之後疫情銷聲匿跡了一段期間。

2013 年 10 月它重出江湖。2014 年 3 月，人類感染的確診案例已達 375 例，其中 115 人在罹患嚴重肺炎之後去世。大部分的確診者都有禽類接觸史（接觸場所包括養殖場與市場），這些案例都發生於中國大陸。

H7N9 與 H5N1 之間最大的不同在於：前者不會引發禽鳥的嚴重病症。然而也因此我們可能在面對已受病毒感染、但表面上無症狀的禽類鬆懈了戒心，而使病毒無聲無息地感染與傳布。

施展無底線的攻擊策略

病毒為了求生以及持續繁衍，便開始施展無底線的攻擊策略，以攻占目標細胞、繼續複製繁衍，隨後感染活體的各個器官，以便之後直接傳染給另一人（或動物）。

流感病毒分為 A、B、C 三大類型。

A 型流感病毒：此類型最為常見也最可怕，因為它們具有快速變異的能力。

在 A 型病毒之間，我們依據其表面抗原（醣蛋白）、血球凝集素（H1-H16 共有 16 種）、神經氨酸酶（N1-N9 共有 9 種）可以區分出數個亞型。

由於血球凝集素共有 16 種，而神經氨酸酶共有 9 種，因而此病毒的可能亞型便有 9*16=144 種。在人體身上，我們目前僅比對出 A 型流感病毒的一小部分亞型，這些病毒株分別是 H1N1、H1N2、H2N2 與 H3N2 亞型。在人體疾病上找到的最新亞型則包

含 H5N1、H7N7 以及 H9N2。

因而，就像紙牌遊戲一樣，病毒可以變化出 144 種組合的病毒株，這便是它可以避掉宿主的免疫系統攻擊之最大絕招。以 H1N1 而言，其細胞膜的表面有兩種蛋白質：血球凝集素（Ha）與神經氨酸酶（Na）共同組合成其生物特徵。血球凝集素可讓受感染的細胞自此被 H1N1 緊抓不放，神經氨酸酶則讓病毒在細胞內增生之後，可以自細胞內鑽出。

抗病毒藥物如 Tamiflu ® 以及 Relenza ® 作用於病毒的神經氨酸酶蛋白，可藉此抑止病毒繼續增生。病毒的基因遺傳相當特殊，它由 8 條 RNA 遺傳物質所組成，這與其他生物的遺傳編碼是建立於一條連續的 DNA 之上大異其趣。藉此特點，病毒得以快速突變。

曲弓熱

曲弓熱的強勁傳染力道（據估計法屬留尼旺島上的四分之一人口都感染過）要歸因於自馬達加斯加島、馬約特島、科摩羅群島上出發至各地旅行的人，這些地區的許多病毒都透過蚊子傳染疾病。

雖然曲弓熱病毒一直到 2006 年才為世人所熟知，然而半個世紀之前它就已經肆虐過全球一遍了。在奈及利亞以及印尼爪哇島上的實驗分析顯示，這兩個地方的七成居民都感染過曲弓熱。

本病毒感染過加彭共和國，接著又感染非洲大陸上的其他國家。

繼續同樣的進程，原本屬於地區性傳染疾病的登革熱以及曲弓熱，後來也攻陷法國南部。

蚊子的棲息地在全球地圖上逐漸擴大，也增加了未來流行病擴散的風險。

流行病的威脅已然成真，並且兵臨城下來到家門口。

尚沒有人知道，曲弓熱未來將如何演變。唯一可以確認的是病

毒的傳播速度非常快速。最令人害怕的是無法追溯來源的社區感染，另一項令人畏懼的事實是受感染且死亡的部分人口其實相當年輕；雖然此病的大部分病例屬於相對良性輕症。相較於 1918 年大流感，當時的驚人死亡人數之後未曾再見到。

1918 年全球大流感的進程可以分為三波，後兩波造成全球7000 萬人死亡，各地的死亡率出現相當大的差異，這與當地人民是否具有免疫能力有關。

時至今天，病毒威脅人類的劇情將如何往下發展？

以人類目前能掌握的知識而言，我們還無能力預視病毒的發展，因為偶發事件才是主導全局的關鍵。因現況已經與 1918 年大相徑庭，因而病毒威脅的劇情可能相當不同。

今日，我們已經有能力治療細菌性的重複感染。自 1995 年起，世衛組織開始設置新型的資訊系統以示警與監視病毒與傳染病的發展。現在藉由類似 Google 的私人企業的技術發展，我們已經可以隨時監控傳染病的即時演變，這也讓各國衛生機構具有稍微超前部署的能力。

至於我們的弱點，也與過去不同：世界人口較之過去已呈三倍數成長，且人口老化比率高出許多（也就是說這些人的免疫防禦系統變得更弱），人口更加大幅移動。這些人中的一部分人呈現免疫系統衰弱的狀態……世界已經與過去不同，因而 1918 年的情境再現的機率並不大。

尋找均衡點

「貝尚說得有道理，微生物無關緊要，人體體質才是重點所在。」據說微生物學家巴斯德（Pasteur）在死前曾說過這句話。19世紀時，安東・貝尚（Antoine Béchamp）辨識出小體（Corpuscules）

與微體（Microzymas），它們是微生物的前驅物。對貝尚而言，小體與微體是構成物，同時也是解構物，它們能夠自我轉變與演化。當失衡狀態出現且干擾小體與微體的正常運作時，疾病就會發生，因而增強體質極為重要。相對地，巴斯德認為微生物是所有疾病的根源，這個觀念仍舊影響著現代醫學的研究取向。

我們的文化觀念深受巴斯德的影響，因此看到細菌與病毒就會馬上讓我們聯想到危險與疾病。然而它們原本就存在於環境中，甚至我們的體內。我們身體裡存在的細菌細胞數量，其實遠比人體細胞數量高出許多。其中某些細菌甚至能幫助我們吸收維他命，並且保護我們的健康。

對部分的生物學家而言，病毒甚至占有我們人體 DNA 組成的 10%。這些微生物之間的互動構成順暢的生命運作，如果它們之間的互動關係失衡了，疾病就會隨之而來。

細菌與病毒一般通稱為微生物，其實兩者大不同。

細菌是單細胞生物。它們數量繁多，且幾乎無所不在：空氣中、地上、水裡以及我們身體裡都有細菌存在（如皮膚上、腸胃道菌叢裡，甚至是肺部）。細菌不會入侵人體細胞，卻會釋出毒素。

病毒（如水痘病毒、流感病毒以及 B 型肝炎病毒等）的形體比細菌小很多，它們僅含 DNA 或 RNA。病毒只有在入侵宿主細胞時才能夠繁衍增生。此時宿主細胞會開始產生新一批病毒，並將病毒釋出細胞之外，細胞隨後死亡。

當人體的免疫防禦機制不夠健全時，感染性疾病（來源可以是病毒、細菌或黴菌）就會藉由微生物的方式入侵人體器官，並隨之增生。在感染學上，體質是極為重要的基礎概念；只要維持健康的免疫系統並且保持良好衛生習慣，就能遠離感染性疾病，畢竟預防勝於治療……。

　　沒錯，「預防勝於治療」就是精油的本質強項，也因此，精油在現代醫療中絕對應占有一席之地。

關於作者

尚皮耶・威廉（Jean-Pierre Willem）不僅是醫學博士，還是外科醫師與人類學家。

自 1959 年起，威廉醫師就多次前往阿爾及利亞進行人道醫療任務，以協助在天災與戰亂中受苦的人民。1964 年，他成為史懷哲醫師（Albert Schweitzer）生前在加彭共和國隆巴河內市（Lambaréné）的最後一位助理醫師。1966-1967 年，他被法國政府派至盧安達擔任援外醫師，並在該國的大湖區多次遇見古巴革命英雄切・格瓦拉（Ernesto Guevara, Le Che）。之後的 1968-1975 年，他成為照顧越南與柬埔寨孤兒與難民的醫師；1976-1977 年，他擔任加彭鐵路建築沿線的駐地主治醫師；隨後協助東南亞黃金三角洲的寮國難民（1977年）；其他人道任務與醫療經驗還包括非洲薩伊共和國大饑荒（1979年）、剛果共和國首都金夏沙的貧民醫院任務（1981 年）、在黎巴嫩擔任外科醫師（1976、1978 與 1983 年），甚至遠赴前線在兩伊戰爭（1982 年）、索馬利亞戰爭（1984 年）以及敘利亞內戰（2014 年）等等都擔任過人道醫療任務的角色。

威廉醫師在 1977 年參與了無國界醫師組織的成立。

之後，他致力於拉近輔助性傳統醫療與現代慣行醫療的距離，繼 1985 年他在巴黎索邦大學講授自然醫學課程之後，他於 1987 年成立了民族暨自然醫學自由學院（Faculté libre de médecines naturelles et d'ethnomédecine, FLMNE）。

1987 年他還成立了非政府組織國際赤腳醫師協會（Médecins aux pieds nus, MAPN）：此人道組織的成立目標是藉由當地與國際的力量，利用當地民族的傳統另類療法，協助當地人民永續地利用在地資源，以達成自給自足的醫療。赤腳醫師協會的獨特立意是：在

應急的情況下給予西方式的醫療協助，但隨後的重要目標是幫助當地受苦的人民以在地資源自我療癒。

他還是醫療記者與國際生物學協會（Association biologique internationale）的主席，更是科學媒體國際聯合會（Union internationale de la presse scientifique）的榮譽會員。

作者的學院聯絡方式

Faculté libre de médecines naturelles et d'ethnomédecine
Dr Jean-Pierre WILLEM
9, rue du Général-Beuret 75015 Paris
電話：01 42 50 04 58
民族暨自然醫學自由學院網址：www.flmne.org
學院電子郵件：flmne@wanadoo.fr

作者的私人聯絡方式

網址：www.docteurwillem.fr
電子郵件：jean-pierre.willem@wanadoo.fr

作者的部分歷年著作

《重金屬的危害》(*Métaux lourds*)，Guy Trédaniel Éditeur 出版，2014年。

《斷食，長壽的秘密》(*Le Jeûne. Secret de la longévité*)，Guy Trédaniel Éditeur 出版，2014。

《膽固醇，製藥界的謊言》(*Cholestérol. Des mensonges de l'industrie*)，Guy Trédaniel Éditeur 出版，2014。

《失眠與睡眠困擾，自然解方大解析》(*Insomnie et troubles du sommeil. Les solutions naturelles*)，Guy Trédaniel Éditeur 出版，2013。

《我要變成百歲年輕人》(*Je veux être un jeune centenaire*)，éd. du Dauphin 出版，2013。

《壓力、沮喪與行為偏差》(*Stress, dépression et troubles du comportement*)，Guy Trédaniel Éditeur 出版，2012。

《飲食不耐症》(*Les Intolérances alimentaires*)，Guy Trédaniel Éditeur 出版，2012。

《甲狀腺疾病》(*Les Pathologies de la thyroïde*)，éd. du Dauphin 出版，2010。

《100 種常見疾病的 100 種天然藥方》(*100 ordonnances naturelles pour 100 maladies courantes*)，Guy Trédaniel Éditeur 出版，2010。

《未來醫學：精油》(*Les Huiles essentielles, médecine d'avenir*)，éd. du Dauphin 出版，2010（第 12 版）。

《無癌民族的秘密》(*Le Secret des peuples sans cancer*)。éd. du Dauphin 出版，2009（第 3 版）。

《對抗 A 型流感的精油療法》(*Les Huiles essentielles face à la grippe A*)，éd. du Dauphin 出版，2009。

《赤腳醫師回憶錄》（*Mémoires d'un médecin aux pieds nus*），éd. Albin Michel 出版，2009。

《21 世紀的 100 種疾病》（*100 maladies du XXIe siècle*），éd. Testez 出版，2008。

《芳療指南》（*Le Guide de l'aromathérapie*），Éditions France Loisirs 出版，2008。

《民族傳統另類療法與科學的結合》（*L'Ethnomédecine. Une alliance entre science et tradition*），éd. Jouvence et Biocontact 出版，2006。

《讓我們一起拯救地球》（*Ensemble, sauvons notre planète*），多位作者聯合著作，Guy Trédaniel Éditeur 出版，2005。

《以芳療解除壓力》（*Aroma-stress*），Éditions Albin Michel 出版，2005。

《芳療家庭運用手冊》（*Aroma-famille*），Éditions Albin Michel 出版，2005。

《以芳療消除過敏》（*Aroma-allergies*），Éditions Albin Michel 出版，2005。

《以芳療保持苗條身材》（*Aroma-minceur*），Éditions Albin Michel 出版，2004。

《以芳療對抗壓力、消除過敏與家庭精油運用叢書》（*Famille – Antistress – Allergies…*），Éditions Albin Michel 出版，2005。

《預防與戰勝癌症》（*Prévenir et vaincre le cancer*），Guy Trédaniel Éditeur 出版，2004。

《跟老化說再見！》（*Au Diable la vieillesse!*），éd. du Dauphin 出版，2004（第 6 版）。

《跟關節病與關節炎說再見》（*Au Diable arthrose et arthrite*），Éditions Robert Jauze 出版，2003。

《源自天然的抗生素》（*Les Antibiotiques naturels*），Éditions Sully 出版，

2003。

《克里特島人的飲食奧秘》(*Les Secrets du régime crétois*)，éd. du Dauphin
出版，1999。

《醫生呀，和平之日何時到來？前線支援醫師的全記錄》(*Et la paix,
docteur ? Un médecin sur tous les fronts*)，éd. Robert Laffont 出版，
1985。

《自由沉亡錄，苗族最後的大逃亡》(*Les Naufragés de la liberté. Le
dernier exode des Méos*)，éd. SOS 出版，1980。

《我在戰火越南的醫師生涯》(*Médecin au Vietnam en feu*)，éd. France-
Empire 出版，1978。

抗病毒精油芳療指南
外科醫生與自然醫學專家對抗感染的天然解方

原 書 名　Huiles essentielles antivirales : La solution naturelle pour lutter contre les infections
作　　者　尚皮耶・威廉醫師（Dr. Jean-Pierre Willem）
譯　　者　劉永智
特約編輯　陳錦輝

總 編 輯　王秀婷
責任編輯　王秀婷
編輯助理　梁容禎
行銷業務　黃明雪
版　　權　徐昉驊

發 行 人　涂玉雲
出　　版　積木文化
　　　　　104台北市民生東路二段141號5樓
　　　　　電話：(02) 2500-7696　　傳真：(02) 2500-1953
　　　　　官方部落格：http://cubepress.com.tw/
　　　　　讀者服務信箱：service_cube@hmg.com.tw
發　　行　英屬蓋曼群島商家庭傳媒股份有限公司城邦分公司
　　　　　台北市民生東路二段141號11樓
　　　　　讀者服務專線：(02)25007718-9　24小時傳真專線：(02)25001990-1
　　　　　服務時間：週一至週五上午09:30-12:00、下午13:30-17:00
　　　　　郵撥：19863813　戶名：書虫股份有限公司
　　　　　網站：城邦讀書花園　網址：www.cite.com.tw
香港發行所　城邦（香港）出版集團有限公司
　　　　　香港灣仔駱克道193號東超商業中心1樓
　　　　　電話：852-25086231　　傳真：852-25789337
　　　　　電子信箱：hkcite@biznetvigator.com
馬新發行所　城邦（馬新）出版集團Cite (M) Sdn Bhd
　　　　　41, Jalan Radin Anum, Bandar Baru Sri Petaling,
　　　　　57000 Kuala Lumpur, Malaysia.
　　　　　電話：603-90563833　　傳真：603-90576622
　　　　　email: services@cite.my

封面設計　郭家振
內頁排版　薛美惠
製版印刷　韋懋實業有限公司

城邦讀書花園
www.cite.com.tw

國家圖書館出版品預行編目資料

抗病毒精油芳療指南：外科醫生與自然醫學
專家對抗感染的天然解方/尚皮耶.威廉
(Jean-Pierre Willem) 著；劉永智譯. -- 初
版. -- 臺北市：積木文化出版：英屬蓋曼群
島商家庭傳媒股份有限公司城邦分公司
發行, 2021.04
　面；　公分
譯自：Huiles essentielles antivirales : la
solution naturelle pour lutter contre les
infections
ISBN 978-986-459-291-3(平裝)

1.芳香療法 2.香精油

418.995　　　　　　　　　　　　110005429

2021年4月27日 初版一刷　　　　　　　　Printed in Taiwan.
2022年10月13日 初版三刷
售價／NT$450元
ISBN 978-986-459-291-3【紙本／電子書】
版權所有・翻印必究